言

中药，作为中华民族的传统瑰宝，历经数千年的沉淀与积累，承载着深厚的医学智慧与丰富的实践经验。本书致力于全方位、系统地向读者展现中药的博大精深，不仅详尽阐述中药的基础知识，还精心挑选家庭常备中药与名医验方，为读者奉上一份兼具理论与实践价值的中药使用宝典。

第一章，我们将引领读者深入中药的殿堂，细致剖析四气五味、归经理论、配伍禁忌及煎服技巧等核心要素，为读者打下坚实的中药认知基础。第二章则聚焦于家庭常用的中药种类，旨在指导读者如何在日常生活中巧妙运用中药，增强体质，促进健康。

进入第三章，本书精选了一系列针对疑难杂症的名医古方与现代验方，旨在为读者提供科学、有效的中药治疗方案，让中药的智慧惠及千家万户，助力读者在享受中药带来的健康与福祉的同时，深刻体会中华医学的博大精深。

目录

Contents

第一章 中药的基础知识

第二章 家庭常用中药

第三章 名医妙方

一图解锁千年方

中药方剂轻图典

时间岛编辑部◎主编

中药

经典新解　一图速查　百症应对指南　家庭中医顾问

江西科学技术出版社
江西·南昌

图书在版编目（CIP）数据

中药方剂轻图典 / 时间岛编辑部主编. -- 南昌：江西科学技术出版社, 2025. 7. -- ISBN 978-7-5390-9631-5

Ⅰ. R289-64

中国国家版本馆CIP数据核字第2025GE0667号

中药方剂轻图典

ZHONGYAO FANGJI QINGTUDIAN

时间岛编辑部 主编

出版发行 江西科学技术出版社

社址 南昌市蓼州街2号附1号

邮编：330009 电话：（0791）86623491 86639342（传真）

印刷 三河市兴达印务有限公司

经销 各地新华书店

开本 787mm × 1092mm 1/32

印张 2.5

字数 49千字

版次 2025年7月第1版

印次 2025年7月第1次印刷

书号 ISBN 978-7-5390-9631-5

定价 29.80元

国际互联网（Internet）地址：http://www.jxkjcbs.com

选题序号：ZK2025144 赣版权登字：-03-2025-172

责任编辑：饶春垚 杨艺

第一章

中药的基础知识

中药的四气五味

中药的药性构成了一个既复杂又精细的概念框架，其认知范围既广泛又深刻。基于疾病类型中寒证与热证的差异，中药的药性自然而然地划分为寒性与热性两大类，并进一步细化为寒、热、温、凉四种具体属性。

这种分类体系不仅彰显了中医对疾病本质的独特理解，也深刻揭示了中药在人体内产生的效应。疾病的升降浮沉态势与中药的升降浮沉药性相互对应，明确了药物作用的方向性特点。同时，针对疾病发生的具体脏腑经络部位，中药凭借其归经特性，能够精准地作用于病位，这充分体现了中医治疗的精确度和针对性。因此，深入认识并掌握中药的这些特性，无疑是揭开中药神秘面纱、实现有效应用的关键。

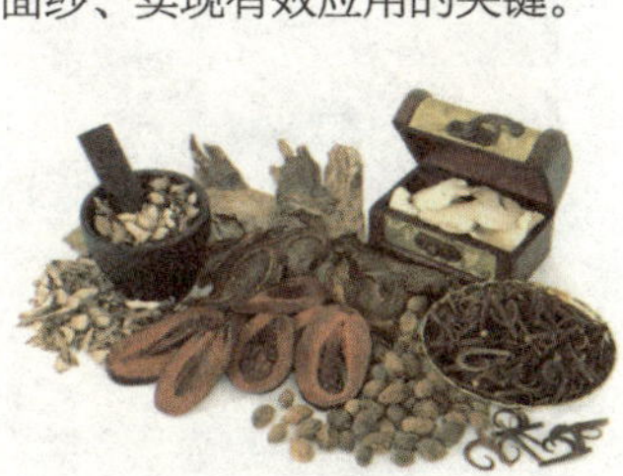

关于中药的四气五味，我们需要从更详细的角度进行剖析。

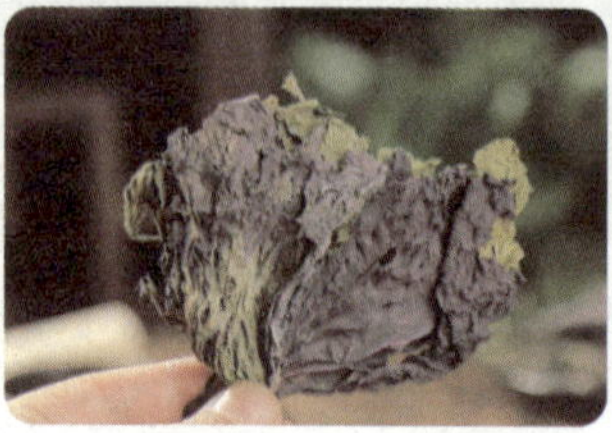

四气，亦称四性，是中医沿用已久的分类术语，具体涵盖了寒、热、温、凉四种药性。其中，寒凉与温热形成鲜明对比，而寒与凉、热与温之间，则体现了药性程度上的细微差别。尽管它们在具体表现上有所差异，但本质上都属于同一药性范畴。

这种药性的分类，是基于药物对人体产生的反应而得出的。例如，在受风寒，出现畏寒发热、流清涕、小便清长、舌苔白等寒证时，使用紫苏、生姜煎汤饮用，能促使人体发汗，有效缓解上述症状，这说明紫苏、生姜具有温热药性。相反，若患上疔疮、热

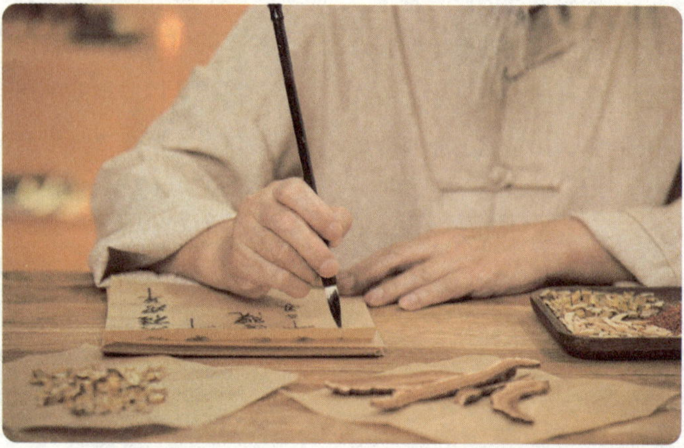

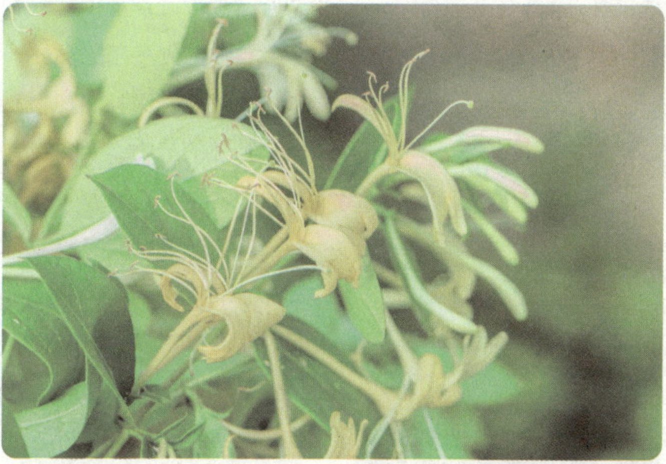

疮，出现局部红肿疼痛，甚至小便发黄、舌苔发黄，或有发热等热证表现时，使用金银花、菊花进行治疗，能显著缓解或治愈病症，这证明了金银花、菊花具有寒凉药性。

掌握各种药物的药性，是合理用药的基础，也是实现“寒证用热药，热证用寒药”及“热者寒之，寒者热之”治疗原则的关键。一般而言，寒凉药多用于清热泻火解毒，治疗热性病证；温热药则多用于温中助阳散寒，治疗寒性病证。此外，还存在一些药性相对平和的药物，称为平性药。尽管在实际应用中平性药的作用不容忽视，但人们通常仍将中药的药性统称为寒、

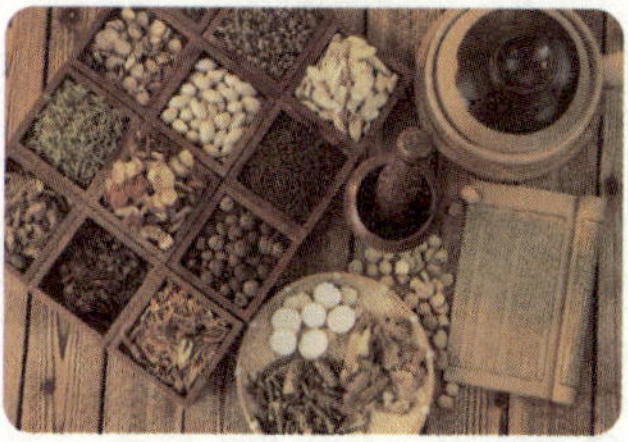

热、温、凉四气。

五味，则指的是辛、甘、酸、苦、咸五种基本的味觉体验。这些味道不仅通过我们的味觉器官来感知，更重要的是，它们还反映了药物在临床治疗中的具体效用。

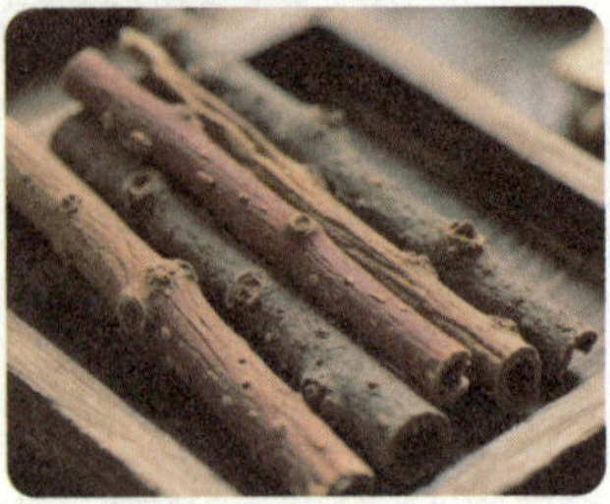

辛味药具有发散、行气或润养的作用。发汗药和行气药大多带有辛味，同时，某些补养药物也呈现出辛味的特性。

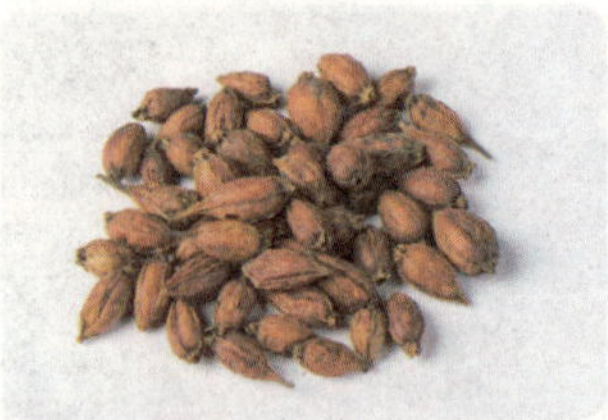

甘味药则多用于滋补、和中或缓急。滋补性药物及调和药性的药物，大多带有甘味。

酸味药物，具有收敛、固涩的作用。用于治疗肝气不足、肝阳上亢等症状，通过收敛作用帮助调整肝脏功能，达到平衡身体机能的目的。酸味中还包含涩味。涩味与酸味在作用上有相通之处，具有收敛止汗、固精、止泻及止血等功效。

苦味药则能泻火、燥湿、通泄、下降。具有清热、燥湿、泻下和降逆作用的药物，大多带有苦味。

咸味药则能软坚、散结或泻下。具有消散结块作用的药物和一部分泻下通便的药物，通常带有咸味。

五味药的分类和作用机制，为我们在临床用药时提供了宝贵的参考依据。

归经理论深刻揭示了药物对人体特定脏腑及经络所展现的独特作用模式。例如，龙胆草对胆经具有显著的选择性作用，预示着它在胆相关疾病的治疗中表现出色；而藿香则对脾经和胃经展现出特殊的亲和力，表明其能有效应对脾胃系统疾病。

归经理论的构建，其根源深深扎根于中医的脏腑与经络学说。经络作为连接人体内外的重要通道，不仅将体表的症状与内在的脏腑病变紧密相连，还使得脏腑的病理变化能够通过经络在体表得以反映。不同脏腑经络的病变外在症状表现各异：肺部受损时，常伴随咳嗽、气喘等症状；肝脏功

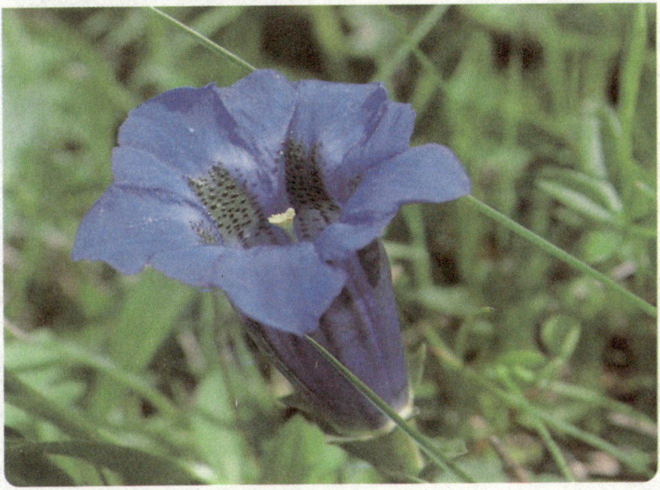

能异常，则可能出现胁痛、抽搐等反应；心脏疾病往往伴随着心悸、神志不清等症状。临床上，通过观察药物对特定症状的治疗效果，可以推断出药物所归属的经络。例如，贝母和杏仁在治疗咳嗽方面效果显著，表明它们作用于肺经；青皮和香附能够缓解胁痛，显示它们归属于肝经；而麝香和菖蒲则因其能够苏醒神志，被认为作用于心经。这些认识，都是基于长期的临床实践与细致观察得出的宝贵结论。

归经作为中药药性的一个重要组成部分，在古代文献中常与“五味”理论相互关

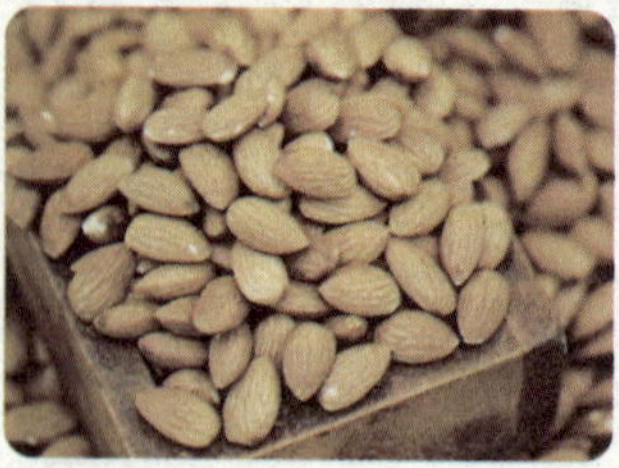

联。传统观念认为，酸味药物多入肝经，苦味药物多入心经，辛味药物多入肺经，甘味药物多入脾经，咸味药物则多入肾经。然而，这一归纳虽然在某些药物上得到了验证，但在大多数情况下，并不完全符合实际情况。因此，我们不能简单地将五味与归经直接对应起来，要辨证看待。

中药配伍有“七情”

配伍，是一个依据病情实际需求与药物独特性能，审慎选择并将两种或多种药物组合应用的过程。追溯中药学的发展轨迹，我们不难发现，在医药学的初期阶段，单味药是治疗疾病的主要手段。然而，随着药物种类的不断丰富和对疾病本质认识的深化，针对病情较重或复杂的病症，用药策略

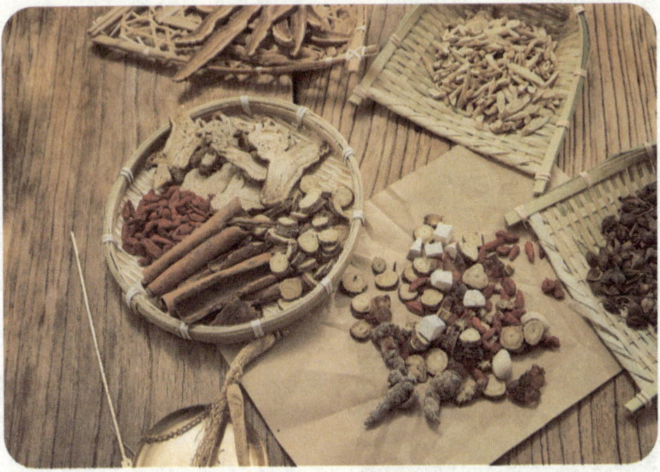

逐渐由单一转向复合，多种药物协同治疗的方法随之诞生。从单味药的应用，到复方配伍的探索，再到方剂的精妙编排，这一漫长的历史进程中，人们凭借大量的实践经验，积累了丰富的配伍智慧。他们发现，经过合理配伍的药物，不仅能全面应对复杂病症，还能显著提升用药的安全性和有效性。因此，配伍在临床处方中扮演着至关重要的角色。

在配伍的实践中，药物间的相互作用错综复杂。部分药物因协同作用而药效增强，而另一些则可能因相互拮抗而削弱或抵消原有功效。有些药物通过配伍能减轻或消除毒性及不良反应，而有些则可能因相互作用而降低药性，甚至产生对人体有害的影响。针对这些复杂现象，古人总结出了药性“七情”理论，具体包括以下几种。

单行，即单独使用一味药治疗疾病，如马齿苋单用治疗痢疾，或人参单用补气，治疗虚脱等。

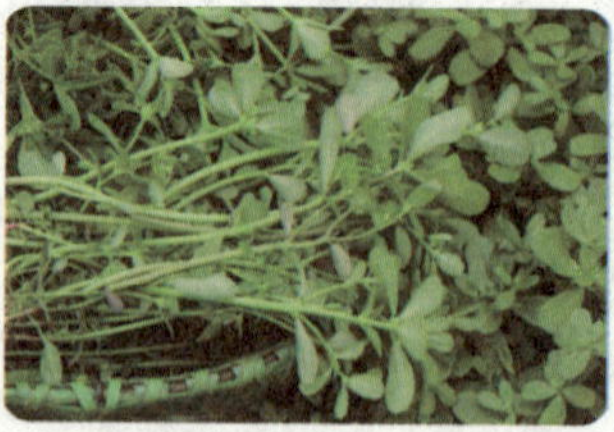

相须，是指将功效相近的药物配合使用，以产生协同作用，增强药效。例如，石膏与知母均能清热泻火，合用后效果更为显著；大黄与芒硝均有泻下通便之功，配用后疗效更佳。

相使，是指以一味药物为主，配合其他药物来提高主药的疗效。如治疗脾虚水肿，可用黄芪为主药，配合茯苓以增强益气、健脾、利水的作用。对于胃火牙痛，可用石膏清胃火为主，再配合牛膝引火下行，从而加速缓解牙痛。

相畏，是指一种药物的毒性或其他有害作用能被另一种药物所抑制或制约。如生半夏有毒，但可用生姜来消除其毒性。

相恶，是指两种药物合用时，一种药物会降低另一种药物的药效。如人参补气效果显著，但与莱菔子同用，则会减弱其补气功效。

相反，是指两种药物合用时，可能发生剧烈的不良反应。

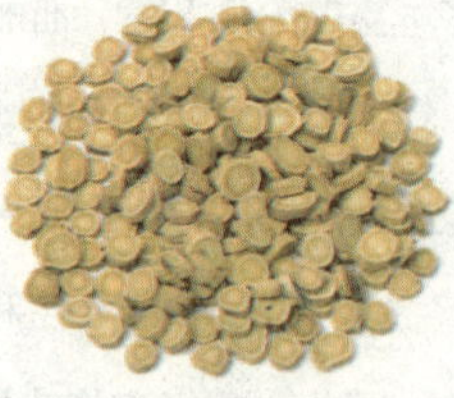

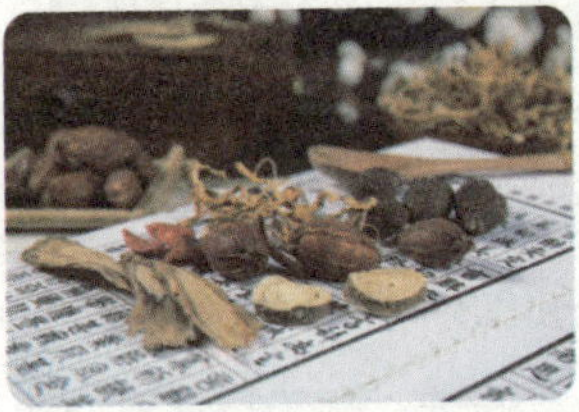

相杀，是指一种药物能消除另一种药物的毒性反应。如防风能解砒霜毒，绿豆能减轻巴豆的毒性。

除了单行之外，上述药性“七情”均强调了药物配伍时需关注的关键点。相须、相使是临床用药时应优先考虑的，以便充分发挥药物的疗效，通常认为“相须、相使者为佳”。相畏、相杀则是在使用毒性药物或具有不良反应药物时需特别留意的，“若有毒宜制，可用相畏、相杀之法”。而相恶、相反则是临床用药时必须严格避免的配伍情况，因此“相恶、相反者不可用”。

通过合理的配伍，中药能够针对表里同病、寒热夹

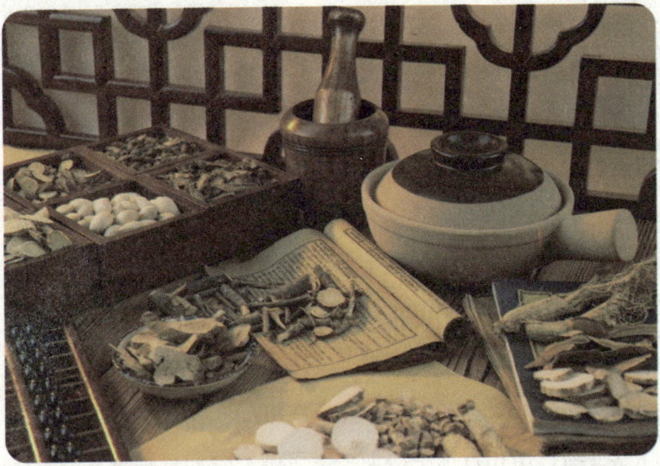

杂、虚实夹杂等复杂病症进行全面调理，同时消除或减弱毒性药物的毒性，确保用药的安全有效。

中药方剂中的君、臣、佐、使

中药方剂的构成并非药物的简单堆砌，而是遵循特定的原则和规律。古人以“君、臣、佐、使”四字精确地概括了药物配伍中的主次关系。一个高效且精准的方剂，必须具备针对性强、组方严谨、方义清晰、重点突出、精简有力的特点。以下是对“君、臣、佐、使”含义的详细阐述。

君药，是针对病因或主要症状发挥核心治疗作用的药物，其效力通常较强，且药量相对较大。

臣药，是在方剂中协助并增强君药功效的药物。

佐药，作为方剂中的辅助成分，具有双重性质。它进一步细分为：

正佐，用于协助君药治疗伴随症状。

反佐，通过药性相反的少量药物辅助主药发挥作用。

使药，分为引经药和调和药两类，各自承担不同的配伍职责：

引经药，能够引导方剂中的其他药物直达病灶。

调和药，则负责调和方剂中各药物之间的关系。

在方剂中，君、臣、佐、使的划分主要依据药物所发挥的作用及其地位。值得注意的是，除了君药外，臣、佐、使药往往具有多重意义。在组方时，并没有固定的模式可循，既非每种意义的臣、佐、使药都必须包含，也非每味药只承担一种角色。方剂的具体药物种类以及君、臣、佐、使是否齐全，完全取决于病情的复杂性、治疗需求以及所选药物的功能。然而，在任何方剂中，君药都是不可或缺的。通常，君药种类较少，且无论何种药物作为君药时，其用量通常都会大于作为臣、佐、使药时的用量。这是组方基本结构的一般要求。对于药味繁多的大方或由多个基础方剂组成的“复方”，分析时只需按其组成药物的功用进行归类，分清主次即可。

简单的方剂中，除了君药外，其他成分可能并不完备。而在复杂的方剂中，君药可能有两味或更多，而臣、佐、使药也可能包含两味或多味。

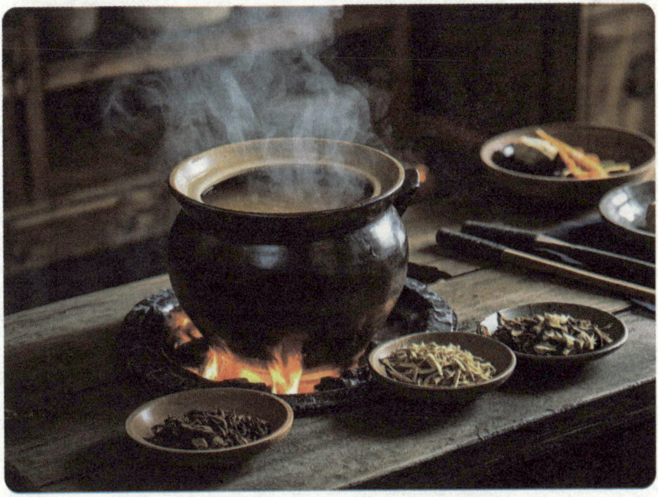

中药的煎服方法

汤剂的服用方法包括煎药法和服药法两部分。前者涉及将药物煎煮成汤药过程中的注意事项，后者则关注服药时的细节。

中药汤剂居多，煎药时以砂锅、搪瓷器皿为佳，避免使用铁器，以防发生化学反应。煎药时的用水量需根据药物体积而定，通常以水浸过药面为宜。此外，煎药过程中还需注意以下几点：

【冷水浸泡】煎药前，用冷水浸泡药物一段时间，使其充分湿润，便于煎出有效成分。

【火候与时间】一般药物可同煎，煮沸后转小火，再煎15～20分钟。煎药时需防止药汁外溢和过快熬干，不宜频繁打开锅盖，以减少易挥发成分的损失。对于厚味的滋补药品，如熟地、首乌等，煎煮时间宜稍长，以充分煎出有效成分；而清热、解表、芳香类药物则宜短煎，以免损失有效成分或改变药性。

特殊药物的煎法

【先煎】贝壳类、矿石类药物，因其质地坚硬难以煎出有效成分，应先打碎并先煎，煮沸20～30分钟（矿石类需30分钟以上），再加入其他药物。对于芦根、茅根等药物，宜先煎取汁，再用其汁代水煎其他药。

【后下】气味芳香的药物，因其挥发油为主要有效成分，应在药物煎毕前5分钟加入，以防有效成分散失。

【包煎】为防止煎后药液混浊或减少对消化道的刺激，可用纱布将药物包好再煎。

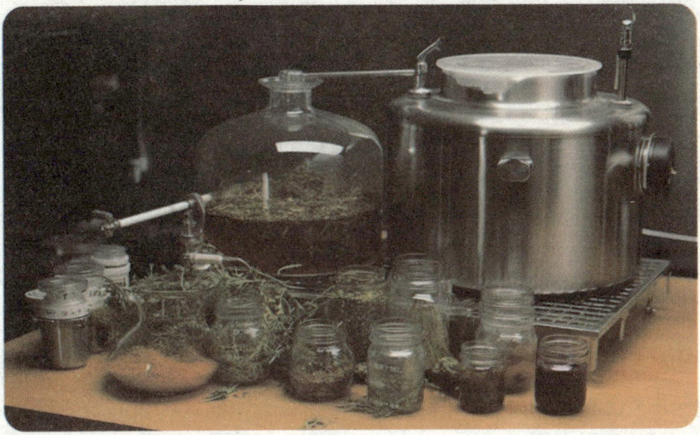

【另炖或另煎】某些贵重药物，为保存其有效成分，可单独炖煮或煎煮。

【烊化】胶类药物，可直接加入热药液搅拌溶解，或隔水炖化后兑入。

【冲服】散剂、丹剂、小丸等药物，以冲服为宜。

药食

中医学自古便有“药食同源”（又称“医食同源”）的理论。

这一理论认为，许多食物既是食物也是药物，同样具有防治疾病的作用。在古代原始社会，人们在寻找食物的过程中发现了各种食物和药物的性味和功效，认识到食物与药物之间很难严格区分，许多食物可以药用，许多药物也可以食用。这就是“药食同源”理论的基础，也是食物疗法的基础。

《淮南子·修务训》记载：“神农尝百草之滋味，水泉之甘苦，令民知所避就。当此之时，一日而遇七十毒。”这表明神农时代药与食并未明确区分，无毒者可食用，有毒者则需避免。随着经验的积累，药食开始逐渐分化。火的使用使人们开始食用熟食，烹调加工技术逐渐发展，进一步促进了食与药的分化，但食疗始终与药疗相辅相成。

《素问·五常政大论》对食疗有着卓越的理论阐述，如“大毒治病，十去其六；常毒治病，十去其七；小毒治病，十去其八；无毒治病，十去其九；谷肉果菜，食养尽之，无使过之，伤其正也”。这可以视为最早的食疗原则。

由此可见，在中医药学的传统中，药与食既有相似之处，也有不同之处。从发展过程来看，远古时代药食同源，经过几千年的发展逐渐分化。然而，展望未来，或会重新重视食疗在疾病防治中的核心地位。

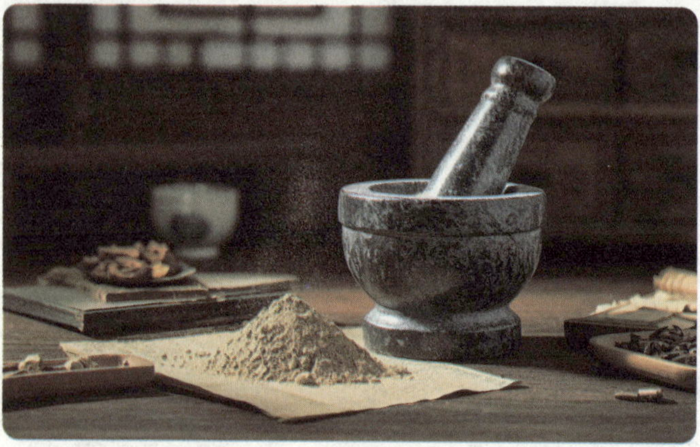

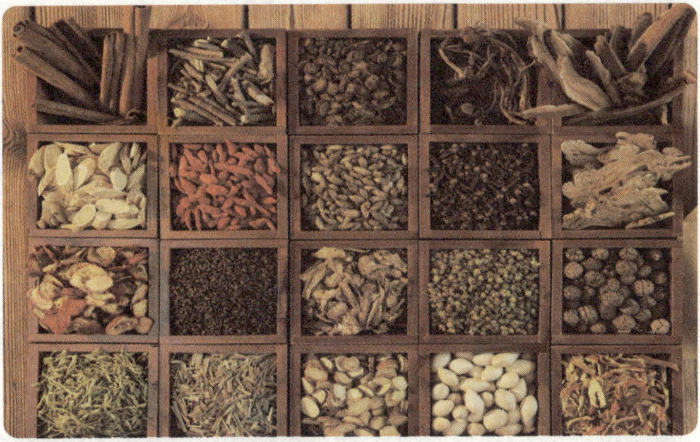

中药的禁忌

许多人在患病时认为只要对症下药即可，然而在实际用药过程中，却往往忽视了一些禁忌，同时在饮食上也不加注意，从而给身体带来了额外的负担。

配伍禁忌

配伍禁忌指的是在两种或多种药物混合使用或制成药剂时，由于药物间的相互作用，可能引发理化反应，如中和、水解、破坏失效等。这些反应可能导致药液浑浊、沉淀、产生气体及变色等外观异常。具体来说，有些药品配伍后治疗作用会减弱，导致治疗失败；有些则可能使不良反应或毒性增强，引发严重不良反应；还有些配伍可能使治疗作用过度增强，超出机体的耐受能力，同样会引起不良反应，甚至威胁患者生命。前人总结的“十八反”与“十九畏”是重

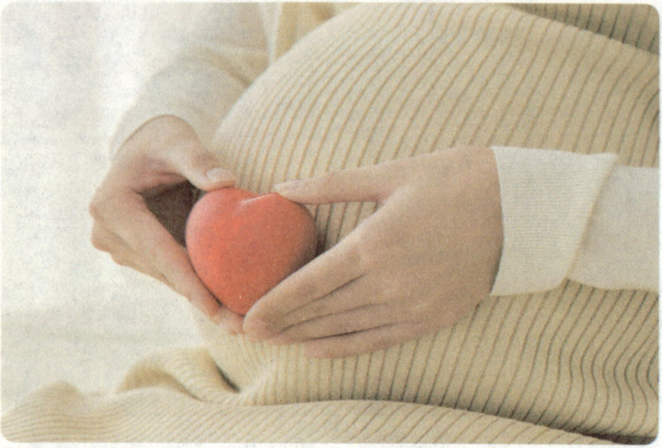

要的配伍禁忌："反"指的是药物相反（产生毒性），"畏"则指的是药物相恶（药效相互削弱）。

妊娠期间用药禁忌

妊妊娠期间服用某些药物，可能会导致胎动不安，甚至造成流产。根据药物对胎儿影响程度的大小，可分为禁用药和慎用药两类。

禁用药大多为毒性较强或药性猛烈的药物，如剧烈泻下药（巴豆、芦荟、番泻叶）、逐水药（芫花、甘遂、大戟、商陆、牵牛子）、催吐药（瓜蒂、藜芦）、麻醉药（闹羊花）、破血通经药（干漆、三棱、莪术、阿魏、水蛭、虻

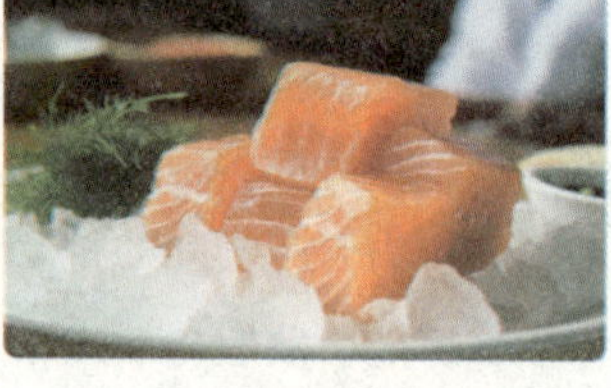

虫）、通窍药（麝香、蟾酥），以及其他剧毒药（如水银、砒霜、生附子、轻粉等）。

慎用药则大多是烈性或有小毒的药物，如泻下药（大黄、芒硝）、活血祛瘀药（桃仁、红花、没药、益母草、五灵脂等）、通淋利水药（冬葵子、薏苡仁）、重镇降逆药（磁石），以及其他药物（如生半夏、生南星、牛黄、贯众等）。禁用药在妊娠期间绝对不能使用，而慎用药则须由医师评估风险后使用。对于可用可不用的药物，都应尽量避免使用，以免发生事故。

服药时的饮食禁忌

俗话说："吃药不忌口，坏了大夫手。"无论是服用西药还是中药，都需要注意饮食禁忌，否则轻则影响药效，重则威胁生命健康。

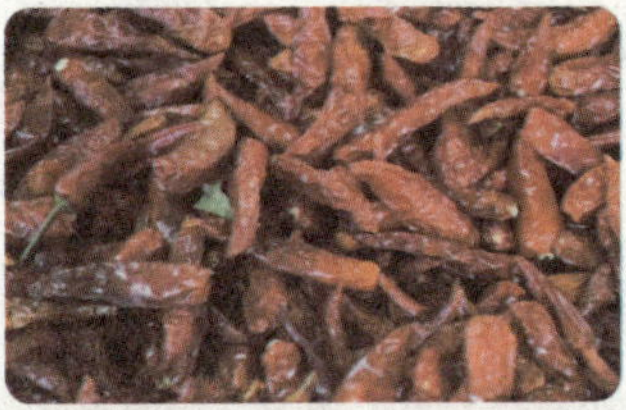

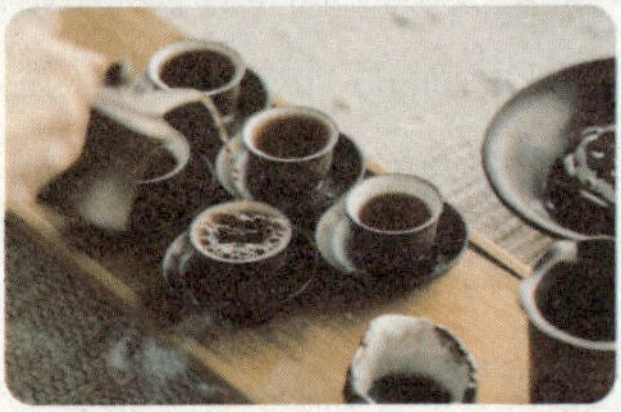

在服用中药时，需要注意以下几点忌口：

【浓茶】一般服用中药时不要喝浓茶，因为茶叶中的鞣酸会影响人体对中药有效成分的吸收，降低疗效。特别是在服用补益类中药（如人参）时，切忌与茶水同服。

【生冷食物】生冷食物性多寒凉，难以消化，且易刺激胃肠，影响胃肠对药物的吸收。因此，在治疗寒证时，如服用温经通络、祛寒逐湿药或健脾暖胃药，应忌吃生冷食物。

【辛辣食物】辛辣食物性多温热，耗气动火。在服用清热败毒、养阴增液、凉血滋阴等中药或治疗痈疡疮毒等热性病期间，应忌食辛辣食物，如葱、蒜、胡椒等。这些食物会抵消中药的效果，有的还会诱发炎症，伤阴动血。

【油腻食物】油腻食物性多黏腻，助湿生痰，滑肠滞气，不易消化和吸收。油腻食物与药物混合会阻碍胃肠对药物有效成分的吸收，从而降低疗效。因此，在服用中药期间，应忌食油腻食物，特别是痰湿较重、脾胃虚弱、消化不良、高血压、冠心病、高脂血症以及肥胖患者更需注意。

【腥膻食物】一般中药均有芳香气味，特别是芳香化湿、芳香理气药，含有大量的挥发油。这类芳香物质与腥膻

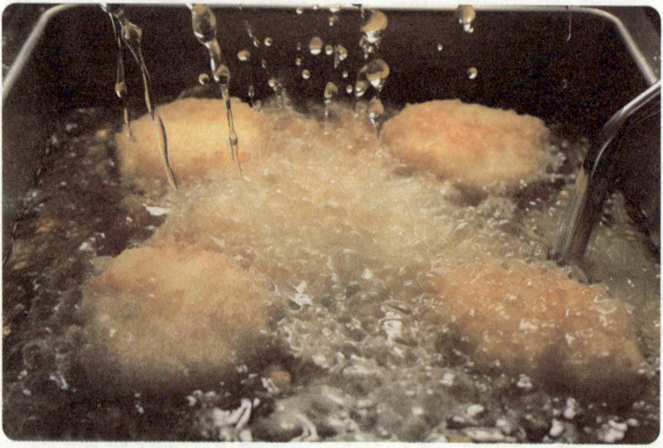

气味最不相容。因此，在服用中药时应避免食用腥膻食物，如鱼、虾等海鲜腥气，以及牛、羊膻味。

除了上文提到的食物禁忌、用药禁忌和服药方式禁忌之外，中医的禁忌还包括以下方面：

【体质禁忌】不同体质的人对中药的反应不同。例如，阴虚火旺者忌用温热药物，因为这类药物可能加重体内热象，导致病情恶化。

【病症禁忌】某些疾病情况下应避免服用特定中药。比如，感冒发热期间不宜服用滋补药，以免闭门留寇，阻碍丧邪发散。

中药的禁忌涵盖了食物、用药、服药方式、体质、病症以及生活习惯等多个方面。为了确保治疗效果并避免不良反应，患者在接受中医治疗时务必详细咨询医生并严格遵守医嘱。

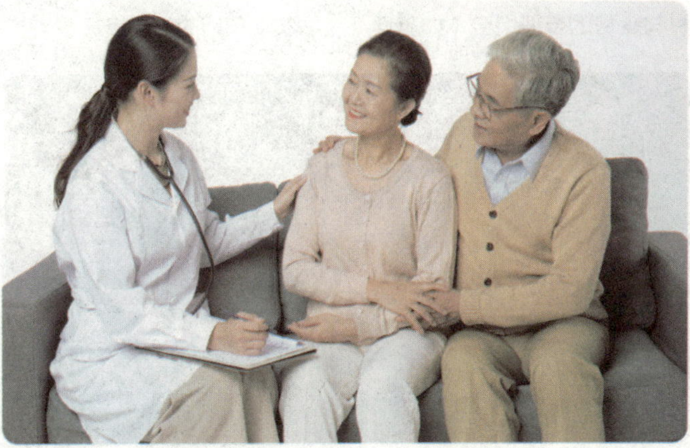

第二章

家庭常用中药

在应用中药时，除了需深入掌握每种药物的独特性能外，还必须对其配伍原则有所了解，这不仅仅局限于药材间的相互搭配，同时也涵盖了药材与食材的合理组合（如药食相反）。若忽视了药物或药食配伍后可能产生的作用变化，尽管药物本身具备治疗疾病的潜力，却也可能因此削弱药效甚至产生毒性或不良反应，无法实现预期的治疗目标。

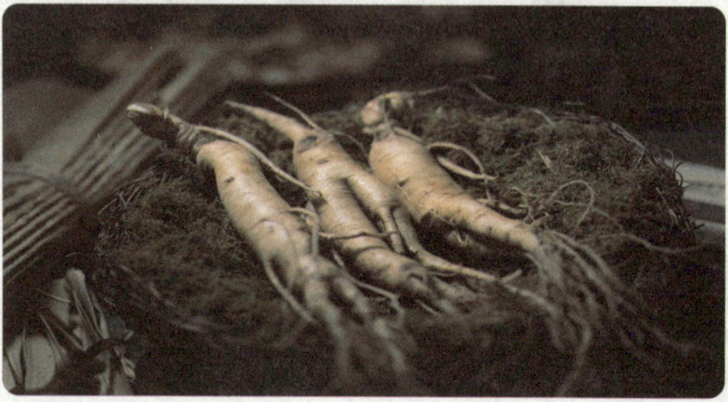

补气药

人参

人参，源自五加科植物人参的干燥根及根茎，被誉为“百草之王”，是东北著名的“三宝”之一。其中，长白山出产的人参尤为珍贵，是享誉国内外的名贵药材。

【性味归经】味甘、微苦，性微温。归脾、肺二经。

【使用剂量】3~9克。

【功效】大补元气，补肺益脾，生津止渴，安神益志。

【临床应用】适用于元气虚脱、肺虚咳喘、津伤口渴、气血亏虚、久病虚弱、惊悸失眠及阳痿宫冷等。

【用药禁忌】无虚弱症状者无需服用。不宜与藜芦同用，且畏五灵脂，恶莱菔子、皂荚。

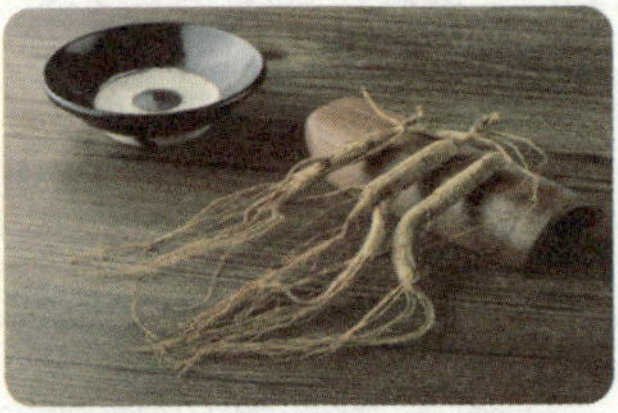

党参

党参为桔梗科植物党参、素花党参或川党参的干燥根，是中国常用的传统补益药材。古代以山西上党地区所产的品质最佳，故名党参。党参具有增强免疫力、扩张血管、改善微循环及增强造血功能等多重功效。

【性味归经】味甘，性平。归脾、肺经。

【使用剂量】9~30克。

【功效】补中益气、健脾益肺、养血生津。

【临床应用】适用于食欲缺乏、呕吐、腹泻、气短喘促、自汗、津伤口渴、面色萎黄、头晕及心慌等。

【用药禁忌】实热证患者不宜服用；不宜与藜芦同用。

山药

山药是薯蓣科植物薯蓣的干燥根茎，可炒食、煮食等。药材以河南焦作产者为道地，称怀山药，是补而不滞、不热不燥的佳品，能补脾气而益胃阴，是性质平和的脾胃补益药物。山药的补肺益肾作用相对较弱，通常作为辅助药材使用。

【性味归经】味甘，性平。归脾、肺、肾经。

【使用剂量】9~30克。

【功效】补脾养胃，生津益肺，固精止带。

【临床应用】用于饮食不佳、腹泻清稀、哮喘、消渴、遗精、尿频及白带异常等。

【用药禁忌】不宜与甘遂同用。湿滞中焦者慎用。

甘草

甘草是常用的中药材，

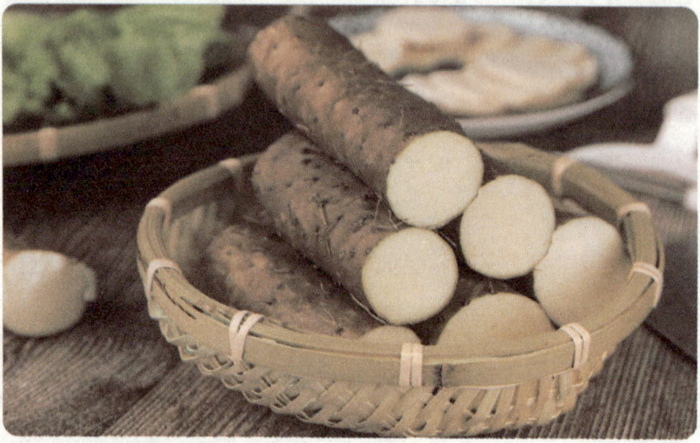

常被误认为仅作为方剂中的辅助药材。然而，根据临床经验，甘草本身具有显著功效，如炙甘草汤补心气、振心阳，甘草干姜汤温润肺脾，等等。甘草在这些方剂中均作为主药使用。

【性味归经】味甘，性平。归脾、胃、肺、心经。

【使用剂量】2~10克。

【功效】补中益气、泻火解毒、祛痰止咳、缓和药性。

【临床应用】适用于胃痛、腹痛、咳嗽、心悸、咽喉肿痛、疮疡肿毒，以及药物、食物中毒等。

【用药禁忌】湿盛腹胀者

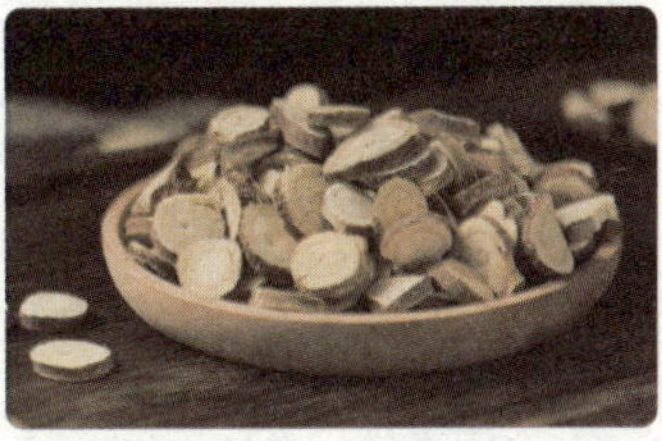

忌用，不可与鲤鱼同食，忌与大戟、芫花、甘遂、海藻等同用，长期大量服用生甘草可能引起水肿。

大枣

大枣性味甘温，能补脾胃，是调补脾胃的常用配伍药，素有“天然维生素丸”之称。民间常用大枣来补血，治疗血虚。近年来，临床上还用大枣补血以止血，治疗过敏性紫癜，既可单用也可配合其他药物使用。

【性味归经】味甘，性温。归脾、胃经。

【使用剂量】6~15克。

【功效】补中益气、养血安神、缓和药性。

【临床应用】用于治疗饮食减少、便溏、倦怠乏力、心悸及过敏性紫癜等。

【用药禁忌】湿热蕴结

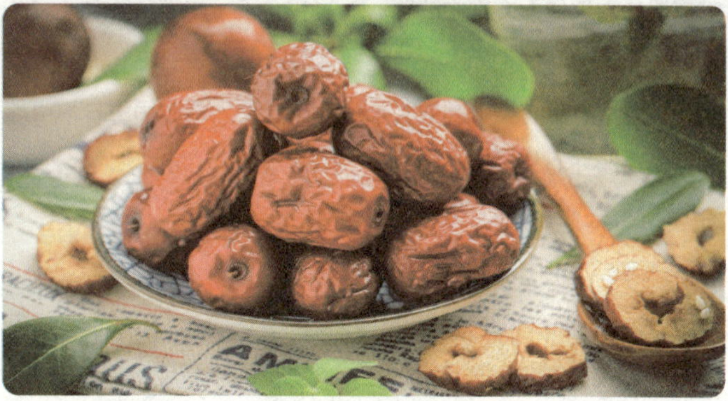

者、有疳积和寄生虫病的儿童应避免食用；糖尿病患者不宜多食。

养血药

当归

当归既能补血又能活血，是治疗血证的重要药材。当归擅长调经，被妇科广泛应用，尤其适用于妇女月经不调、血虚经闭及胎产诸证。外科亦常用当归，对阴证肿疡的散结消癥、溃疡期的养血生肌均有良好疗效。

【性味归经】味甘、辛，性温。归肝、心、脾经。

【使用剂量】6~12克。

【功效】补血调经、活血止痛。

【临床应用】用于月经不调、闭经、痛经、慢性盆腔炎、产后瘀滞腹痛、崩漏、贫

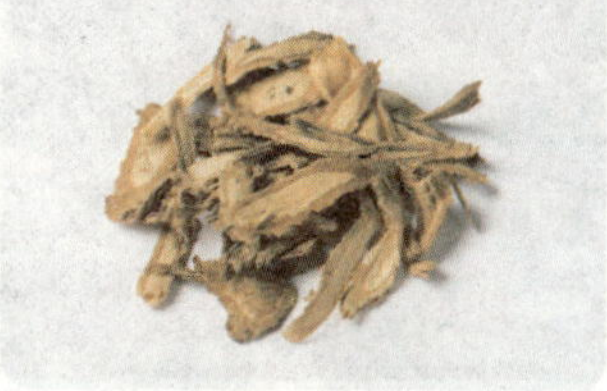

血、血虚头痛及眩晕等。

【用药禁忌】热盛出血者禁止服用；湿盛腹胀及大便溏泄者、孕妇应慎用。

熟地黄

熟地黄是生地黄加工蒸熟后的产品，简称熟地，专用于滋养，能补血滋阴。熟地黄与山萸肉、山药、枸杞子、黄精等均为平补药材，无论肾阴亏虚或肾阳不足，均可配用。其中，熟地黄滋补肾阴、益精填髓的功效尤为显著。

【性味归经】味甘，性微温。归肝、肾经。

【使用剂量】10~30克。

【功效】补血滋阴、补精益髓。

【临床应用】用于面色萎黄、心悸、月经不调、崩漏、腰膝酸软、潮热、盗汗、遗精、糖尿病、眩晕及耳鸣等。

【用药禁忌】消化不良、气滞痰多、腹胀便溏者应忌服。

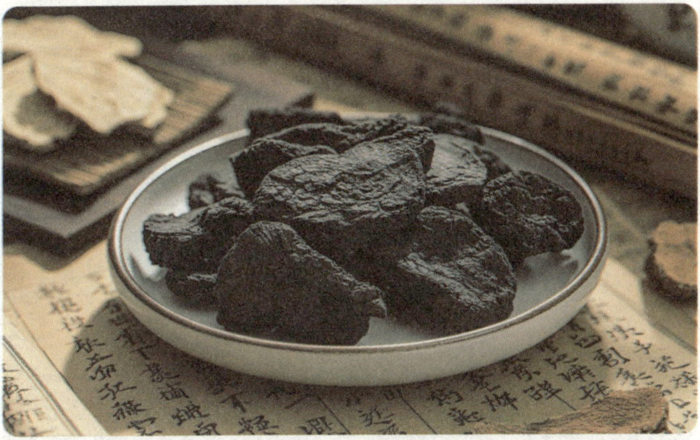

阿胶

阿胶擅长止血，适用于阴虚血少所致的出血证，尤其是咯血、便血及崩漏等。阿胶既能止血又能补血，对出血引起的血虚症状具有标本兼顾的疗效。此外，阿胶还能滋阴润肺，长期服用可润燥护肤，使肌肤光洁、润滑、有弹性。

【性味归经】味甘，性平。归肺、肝、肾经。

【使用剂量】3~9克。

【功效】补血止血、滋阴润肺。

【临床应用】适用于面色萎黄、眩晕、心悸、肌痿无力、心烦不眠、肺燥咳嗽、咯血、吐血、尿血、便血及崩漏等。

【用药禁忌】脾胃虚弱、呕吐泄泻、腹胀便溏者应慎用；感冒患者不宜服用；孕妇、高血压患者和糖尿病患者应在医师指导下服用。

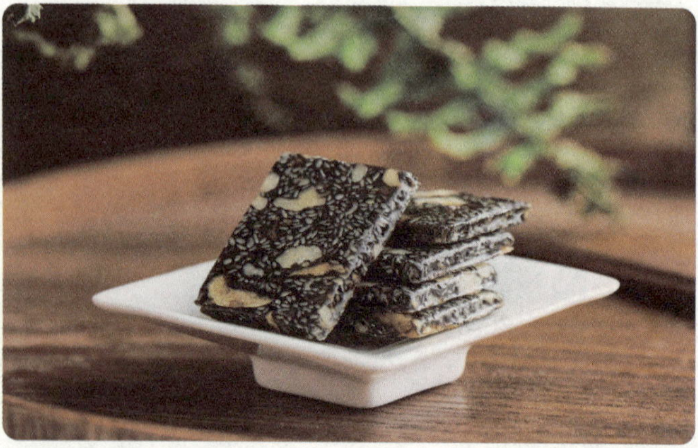

龙眼肉

龙眼肉是无患子科植物龙眼的假种皮。龙眼具有滋养作用，既能补脾胃之气，又能补营血不足。单用熬膏或配合其他益气补血药物同用，可治疗气弱血虚之证。

【性味归经】味甘，性温。归心、脾经。

【使用剂量】9~15克。

【功效】补心安神、养血益脾。

【临床应用】适用于失眠、健忘、心悸、慢性出血、月经过多、气血不足及病后体虚等。

【用药禁忌】孕妇不宜过量使用，内有实火、痰热、湿热者应忌服。

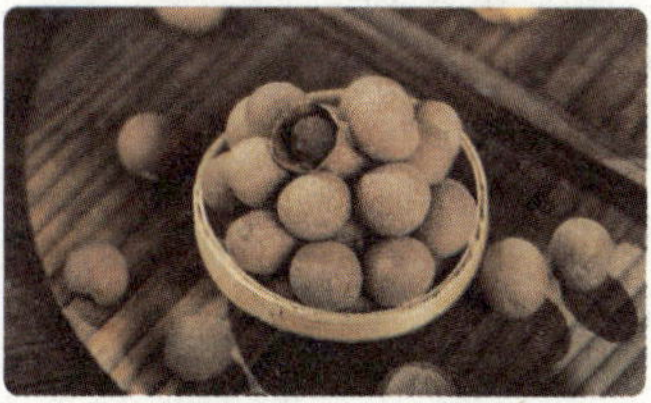

补阳药

鹿茸

鹿茸是名贵药材，为补督脉的要药。其补精助阳之功与附子、桂枝温阳散寒之效有本质差异。附子、桂枝性热而刚燥，作用迅速，使用不当易伤阴泄液。鹿茸性温而质润，作用缓和，如《黄帝内经》所说，“精不足者补之以味”，是一味温养的药品。

【性味归经】味甘、咸，性温。归肝、肾经。

【使用剂量】1~2克，研末冲服。

【功效】补督脉、助肾阳、生精髓、强筋骨。

【临床应用】用于肾虚头

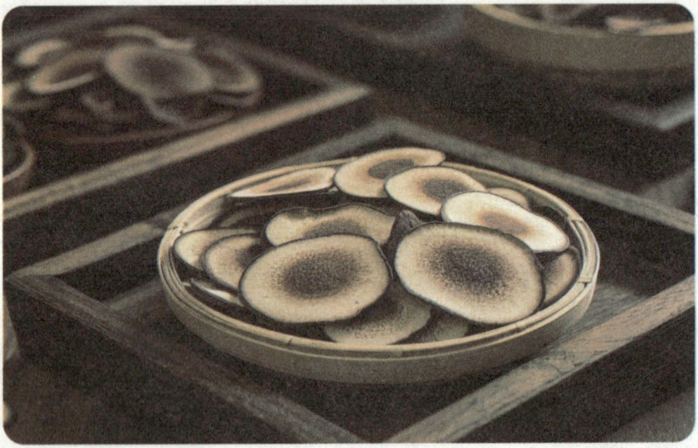

晕、耳聋、阳痿、滑精、宫冷不孕、乏力、畏寒、腰脊冷痛、筋骨痿软及崩漏带下等。

【用药禁忌】阴虚阳亢、实热、痰火内盛、血热出血及外感热病者应忌服。

冬虫夏草

冬虫夏草，亦称中华虫草或虫草，是麦角菌科真菌冬虫夏草菌寄生于蝙蝠蛾科昆虫幼虫体上，形成的子座与幼虫尸体的干燥复合体。作为一种传统的名贵滋补中药材，它具备补肺益肾的功效。

【性味归经】味甘，性温。归肺、肾经。

【使用剂量】3~9克。

【功效】滋肺补肾，止血化痰。

【临床应用】常用于肺结

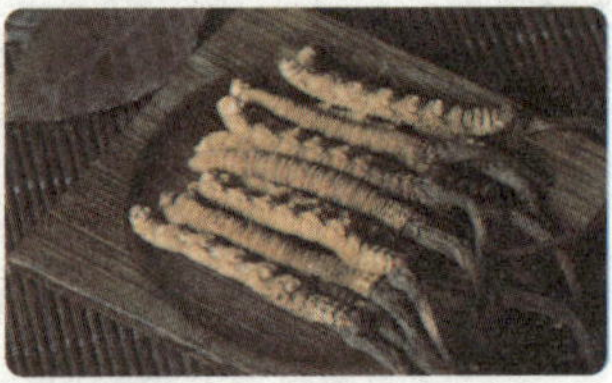

核咳嗽、咯血、慢性咳喘、盗汗、自汗、阳痿、遗精、腰膝酸痛、病后虚弱及心律失常等。

【用药禁忌】外感表邪者，或存在热证、实证者不宜服用。

杜仲

杜仲能补肝肾，强筋骨。中医理论认为，肝主筋，肾主骨，杜仲通过补肝肾，使骨骼强健，筋脉健康。它主要用于肾虚腰痛，亦善治肝肾不足之胎动不安。

【性味归经】味甘，性温。归肝、肾经。

【使用剂量】6~10克。

【功效】补肝肾、强筋骨、安胎。

【临床应用】常用于腰膝酸痛、筋骨无力、头晕目眩、胎漏、胎动不安等。

【用药禁忌】阴虚火旺者慎用。

益智仁

益智仁为姜科草本植物

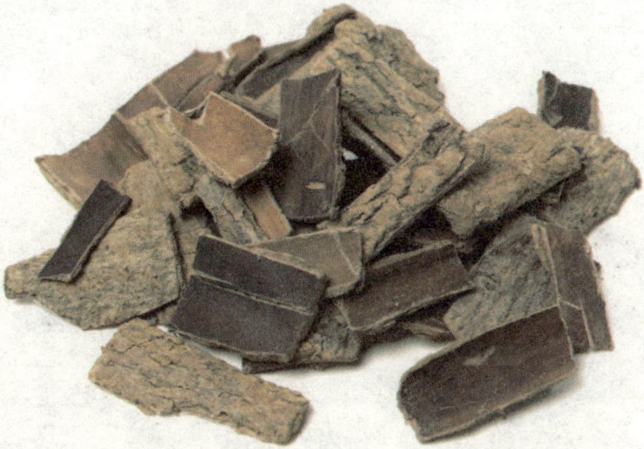

益智的干燥成熟果实，能温脾散寒、和中焦，助肾阳而固下元，主治脾肾虚寒证。其温脾摄唾之功，对脾虚涎多、口涎自流者效佳。

【性味归经】味辛，性温。归脾、肾经。

【使用剂量】3~10克。

【功效】补肾固精、温脾止泻、摄涎缩尿。

【临床应用】适用于腹部冷痛、中寒吐泻、多涎、遗精、遗尿、夜尿频多等。

【用药禁忌】阴虚火旺或湿热下注之遗精、崩漏、带下者应避免服用。

滋阴药

枸杞子

枸杞子柔润多液，是补养肝肾的良药，与沙苑子、菟丝子功效相近，但枸杞子的滋阴功效更为显著。

【性味归经】味甘，性

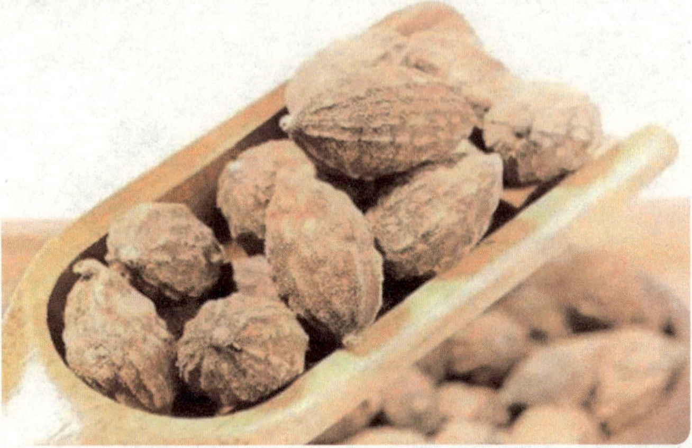

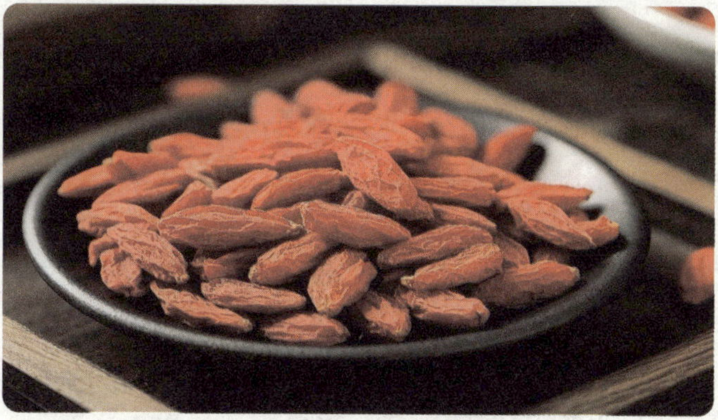

平。归肝、肾经。

【使用剂量】6~12克。

【功效】补肾益精、养肝明目。

【临床应用】常用于虚劳精亏、腰膝酸痛、眩晕、耳鸣、阳痿、遗精、内热消渴、血虚萎黄、目昏不明等。

【用药禁忌】脾虚有湿、腹泻清稀者不宜服用。

百合

百合，作为百合科植物的干燥肉质鳞叶，最早记载于《神农本草经》，是著名的药食两用之品。中国应用百合治疗疾病已有两千多年的历史。

【性味归经】味甘，性微寒。归肺、心经。

【使用剂量】6~12克。

【功效】润肺止咳、宁心安神。

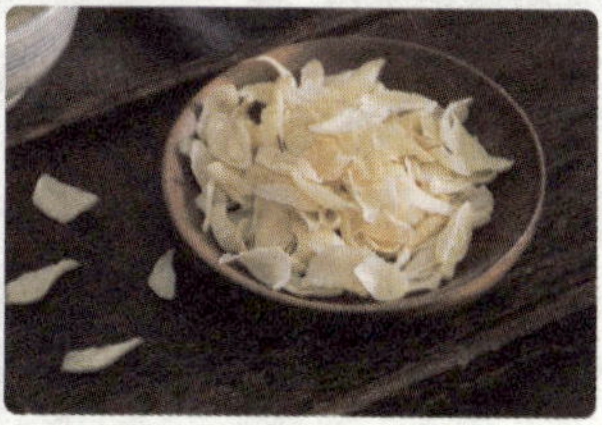

【临床应用】常用于阴虚燥咳、痨嗽咯血、虚烦惊悸、失眠多梦、精神恍惚等。

【用药禁忌】风寒咳嗽或中寒便溏者应避免服用。

麦冬

麦冬是我国传统中药之一，自古以来为药食兼用，其治疗和保健作用已被两千多年的临床实践所证实。麦冬质柔多汁，长于滋燥泽枯，养阴生津，善治肺胃虚热，且能清心除烦，兼可润燥滑肠。

【性味归经】味甘、微苦，性微寒。归心、肺、胃经。

【使用剂量】6~12克。

【功效】清心润肺、养胃生津。

【临床应用】用于肺燥干咳、阴虚痨嗽、喉痹咽痛、津伤口渴、内热消渴、心烦失眠、肠燥便秘等。

【用药禁忌】脾胃虚寒、腹泻、痰湿中阻或风寒咳嗽者

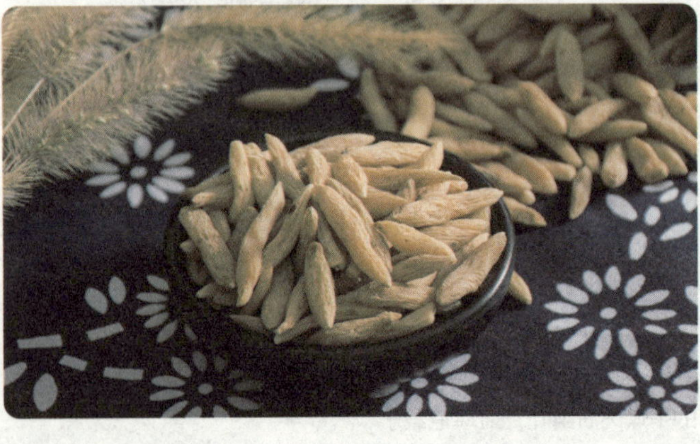

应避免服用。

玉竹

玉竹味甘多脂，质柔而润，长于养阴，补而不腻，特别适用于内热耗伤肺胃阴液的病症。其养阴润肺的功效与天冬、麦冬相似，但各有侧重。

【性味归经】味甘，性微寒。归肺、胃经。

【使用剂量】6~12克。

【功效】滋阴润肺、生津养胃。

【临床应用】用于肺热咳嗽、心烦口渴、消谷易饥、小便频数、自汗等。

【用药禁忌】痰湿气滞、脾虚腹泻者应避免服用。

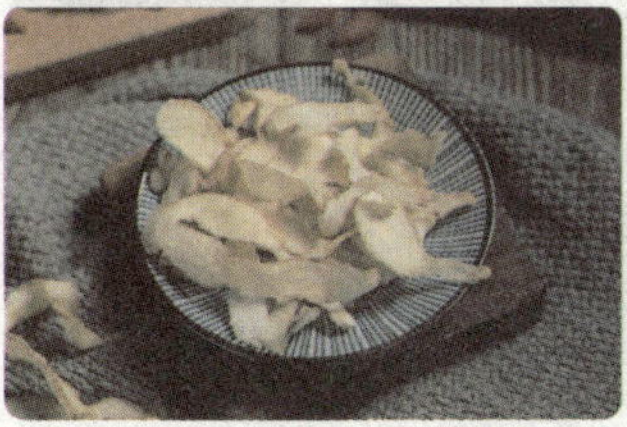

化湿药

茯苓

茯苓是多孔菌科真菌茯苓的干燥菌核。药材形态多样，大小不一。优质的茯苓体重坚实，外皮色棕褐带龟裂纹，无裂隙，断面细腻色白，嚼之黏牙。茯苓除了药用外，还可磨成粉制成面膜。

【性味归经】味甘、淡，性平。归心、肺、脾、肾经。

【使用剂量】10~15克。

【功效】利水渗湿、健脾宁心。

【临床应用】适用于小便不利、水肿、痰多、眩晕、脾

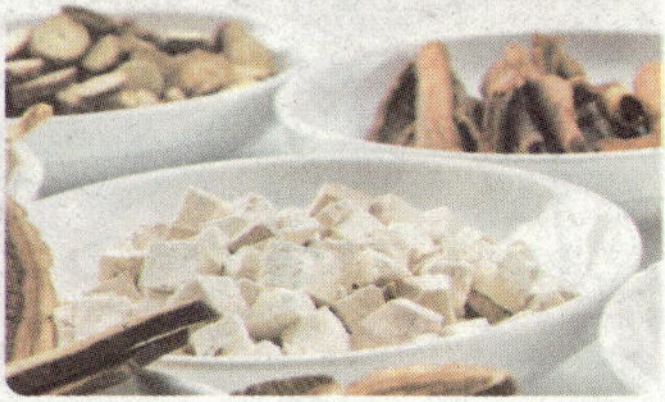

虚食少、便溏腹泻、心神不安及惊悸失眠等。

【用药禁忌】虚寒遗精或气虚下陷者应避免服用。

藿香

藿香气味芳香，虽辛香但不过散，温煦而不燥烈，善于化湿除浊、和脾胃，能散表邪而除表证，兼能解除暑邪，是夏季常用药，鲜品效果更佳。

【性味归经】味辛，性温。归脾、胃、肺经。

【使用剂量】3~10克。

【功效】化湿醒脾、降浊和中、解暑散邪。

【临床应用】用于暑湿感冒、胸闷、腹痛、呕吐、腹泻等。

【用药禁忌】阴虚火旺者应避免使用。

解表药

薄荷

薄荷是疏散风热的要药，具有发汗作用，主要用于

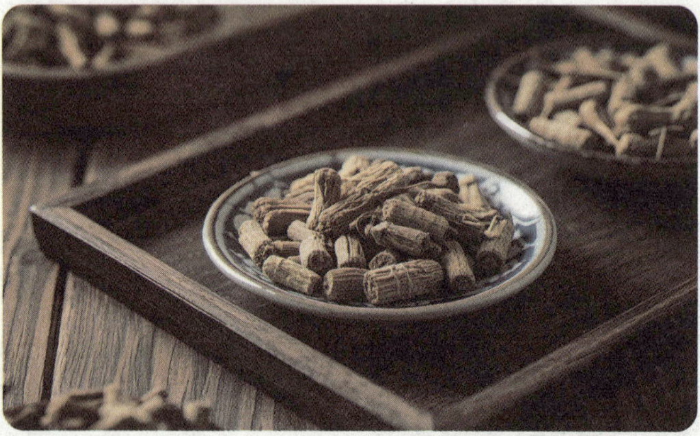

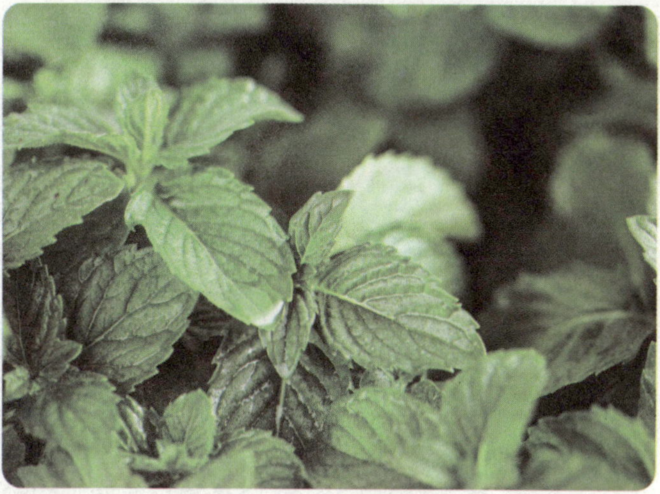

风热袭表证、身不出汗、头痛目赤等。对于风寒感冒夹轻微郁热、身不出汗的情况，也可配合紫苏、羌活等药物使用。此外，薄荷清利咽喉的作用显著，可用于治疗咽喉红肿热痛等。

【性味归经】味辛，性凉。归肺、肝经。

【使用剂量】2~10克。

【功效】疏散风热、清利咽喉、透疹。

【临床应用】用于风热感冒、头痛、目赤、喉痹、口疮、风疹、麻疹、胸胁胀闷等。

【用药禁忌】阴虚血燥体质或汗多表虚者，以及脾胃虚寒、腹泻便溏者应避免服用。

茶菊

茶菊主要分为白菊、黄菊和野菊，它们都具有疏散风

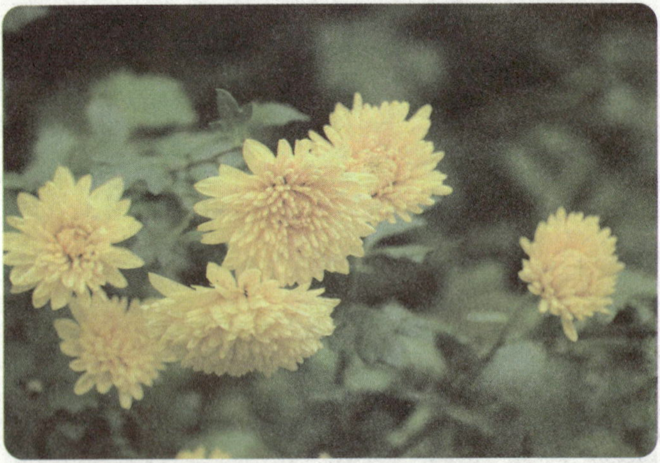

热、平肝明目、清热解毒的功效。其中，白菊花味甘，清热力稍弱，长于平肝明目；黄菊花味苦，泄热力较强，常用于疏散风热；野菊花味甚苦，清热解毒的功效很强。

【性味归经】味甘、苦，性微寒。归肺、肝经。

【使用剂量】5~10克。

【功效】疏散风热、明目、清热解毒、平肝阳。

【临床应用】用于风热感冒、头痛眩晕、目赤肿痛、眼目昏花、疮痈肿毒等。

【用药禁忌】脾胃虚寒者应谨慎使用。

柴胡

柴胡具有轻清升散和疏泄的特点，既能透表退热、疏

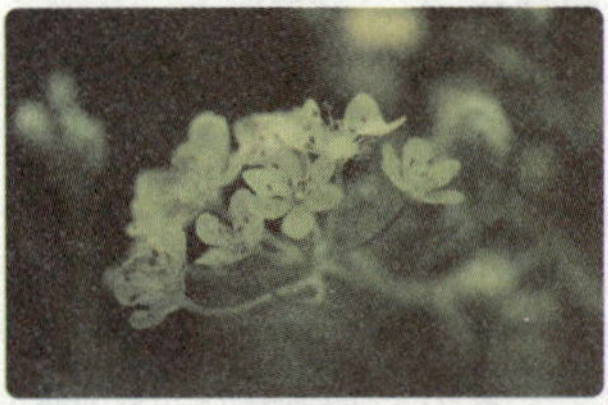

肝解郁，又可用于升举阳气。因此，它在临床上既可用于实证，也可用于虚证。

【性味归经】味苦，微寒。归肝、胆、肺经。

【使用剂量】3~10克。

【功效】解表、退热、疏肝解郁、升举阳气。

【临床应用】用于感冒发热、寒热往来、胸胁胀痛、月经不调、子宫脱垂、脱肛等。

【用药禁忌】肝风内动、肝阳上亢、气机上逆者应避免使用。

葛根

葛根为豆科植物野葛的干燥根，具有解肌退热、生津止渴、透疹、升阳止泻的功效。它可用于治疗邪郁肌表、身热不退等。此外，葛根还能治疗项背强痛及肌肉痉挛。

【性味归经】味甘、辛，性凉。归脾、胃、肺经。

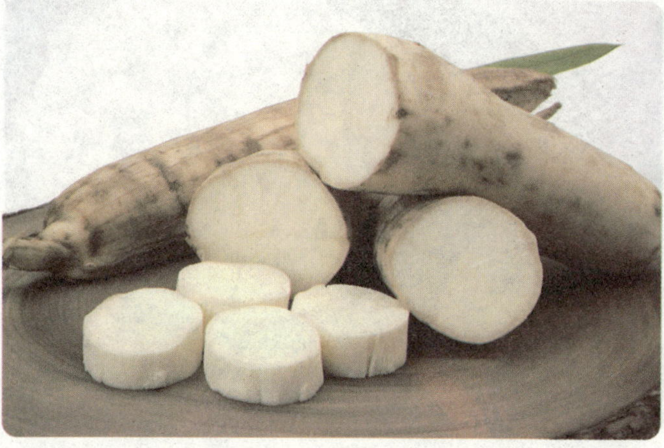

【使用剂量】10~15克。

【功效】解表透疹、生津、升阳止泻。

【临床应用】常用于外感发热头痛、项背强痛、口渴、麻疹不透、泄泻、眩晕、中风偏瘫、胸痹心痛、酒毒伤中等。

【用药禁忌】虚寒者及胃寒呕吐者应谨慎使用。

化痰止咳平喘药

川贝

川贝，即川贝母的干燥鳞茎，与浙贝同属微寒之物。两者均能清肺化痰、止咳，适用于痰热咳嗽等。然而，川贝味甘苦、性微寒，兼具润肺功效，其清火散结之力虽不及浙贝母，却更适宜于肺虚久咳、痰少咽燥之症。

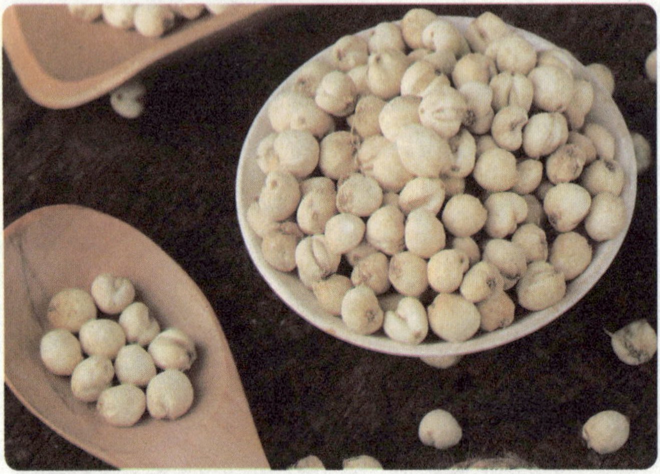

【性味归经】味苦、甘，性微寒。归肺、心经。

【使用剂量】3~9克。

【功效】清热化痰、润肺止咳、散结消肿。

【临床应用】用于治疗肺虚久咳、燥热咳嗽、干咳少痰、咳痰带血、瘰疬、乳痈等。

【用药禁忌】脾胃虚寒、寒痰湿痰者应谨慎服用；同时，不宜与川乌、草乌、附子同用。

桔梗

桔梗辛散苦泄，擅长宣肺祛痰。对于外感咳嗽，桔梗常配合解表药使用。外感风寒者，可与荆芥、防风、紫苏叶、杏仁等配伍；外感风热者，则可与前胡、牛蒡子、菊花、桑叶等配伍。

【性味归经】味苦、辛，性平。归肺经。

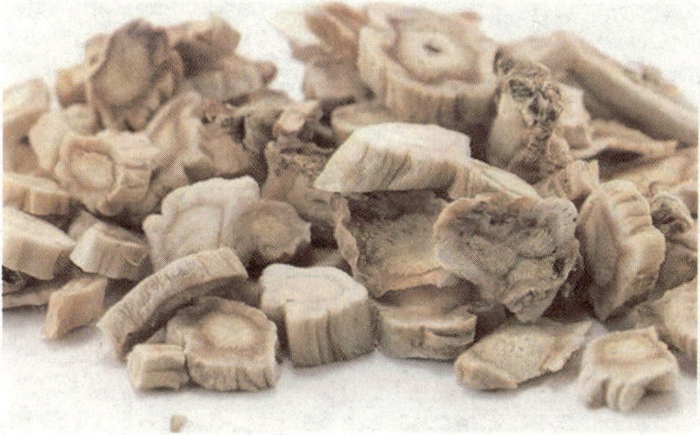

【使用剂量】3~10克。

【功效】宣肺、利咽、祛痰、排脓。

【临床应用】常用于咳嗽痰多、胸闷不畅、咽痛音哑、肺痈吐脓等。

【用药禁忌】阴虚火旺咳血及胃溃疡者慎用，用量过大易导致恶心呕吐。

活血化瘀药

丹参

古人有云："一味丹参，功同四物。"丹参活血祛瘀作用广泛，尤其擅长治疗胸胁疼痛、癥瘕积聚等，对月经不调、闭经、痛经等具有显著疗效。其药性微寒，对血热瘀肿病症尤为适宜。

【性味归经】味苦，性微寒。归心、肝经。

【使用剂量】10~15克。

【功效】活血祛瘀、通经止痛、清心除烦。

【临床应用】常用于胸痹心痛、脘腹胁痛、热痹疼痛、

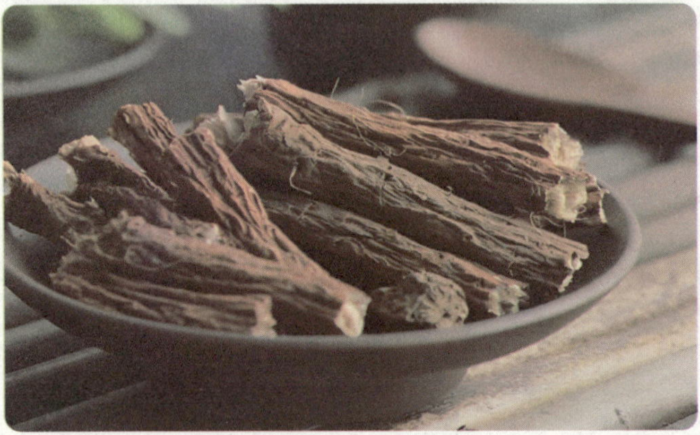

心烦不眠、月经不调、痛经、闭经、疮疡肿痛等。

【用药禁忌】出血倾向及血虚者慎用，月经过多者及孕妇忌用。

益母草

益母草为益母草属植物的全草，夏季开花。因其具有活血调经之功效，能治疗各种妇女血瘀证，故为妇科常用药物。益母草尤善于治疗产后恶露不尽、瘀滞腹痛，可祛瘀生新，故得名“益母”。此外，益母草还能利水消肿、凉血消疹。

【性味归经】味辛、苦，性微寒。归心包、肝、膀胱经。

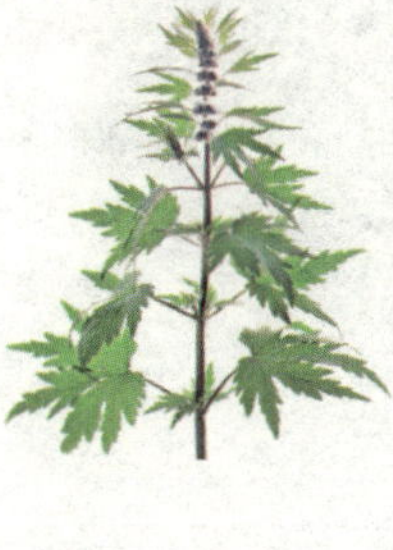

【使用剂量】9~30克；鲜品12~40克。

【功效】活血调经、利尿消肿、清热解毒。

【临床应用】常用于月经不调、产后瘀阻腹痛、崩漏、痈肿疮疡等。

【用药禁忌】孕妇应慎用。

红花

红花辛散温通，活血祛瘀力强，是治疗瘀血阻滞的重要药物，尤其为妇女调经所常用。此外，红花还可用于麻疹透发不畅、血热瘀滞、斑疹色

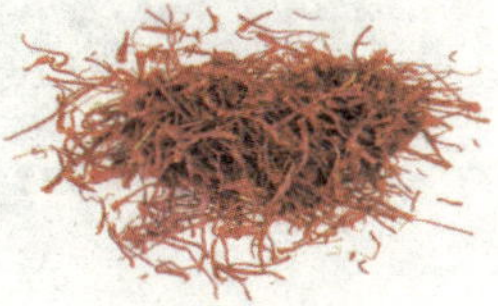

暗，取其活血化滞之效。

【性味归经】味辛，性温。归心、肝经。

【使用剂量】3~10克。

【功效】活血通经、祛瘀止痛。

【临床应用】常用于闭经、痛经、恶露不行、胸痹心痛、瘀滞腹痛、胸胁刺痛、疮疡肿痛等。

【用药禁忌】孕妇及月经过多者应忌服。

清热解毒药

金银花

金银花初开时为白色，后转为黄色，因此得名。金银花既能清气分热，又能清血分热，且在清热之中兼具轻微宣散之功。此外，金银花清热解毒作用颇强，为外科常用药物，常用于治疗热毒壅盛之疮痈肿毒。

【性味归经】味甘，性

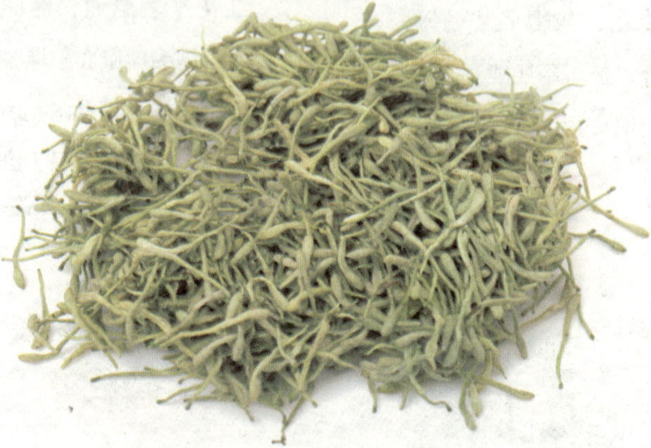

寒。归肺、胃、心经。

【使用剂量】6~15克。

【功效】清热解毒、疏散风热。

【临床应用】常用于痈肿疔疮、喉痹、丹毒、热毒血痢、风热感冒、温病发热等。

【用药禁忌】脾胃虚寒、气虚疮疡脓清者不宜服用。

板蓝根

板蓝根为十字花科菘蓝属菘蓝的干燥根，为常用中药材，具有清热解毒的功能。现代研究表明，板蓝根可治

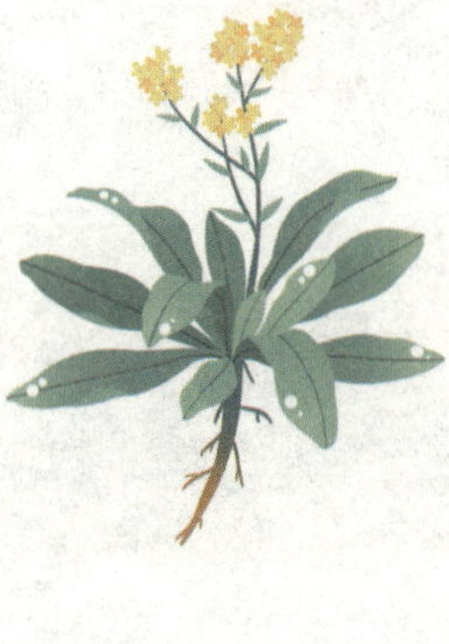

疗流行性感冒、急性传染性肝炎等。

【性味归经】味苦，性寒。归心、胃经。

【使用剂量】9~15克。

【功效】清热解毒、凉血利咽。

【临床应用】常用于发热咽痛、温毒发斑、痄腮、烂喉丹痧、大头瘟疫、丹毒、痈肿等。

【用药禁忌】脾胃虚寒者应谨慎服用。

胖大海

胖大海为梧桐科植物胖大海的干燥成熟种子，能清肺热，同时具有润燥通便的功效。胖大海可用于治疗热结便秘，但仅适用于轻症，重症需配合其他清热泻下药同用。此外，胖大海对热结便秘引起的头痛、目赤、轻度虚热等症亦

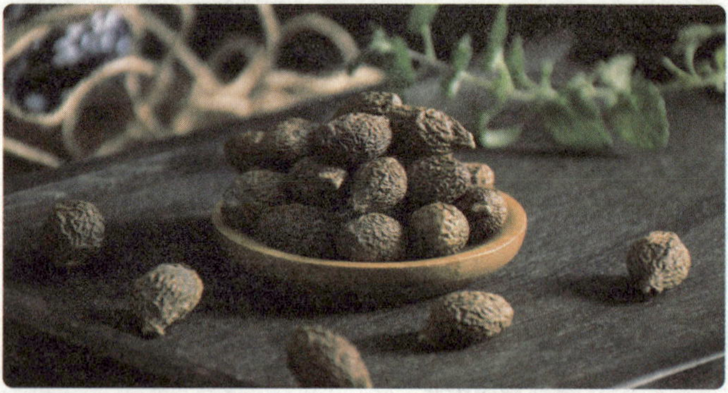

有效果。

【性味归经】 味甘，性寒。归肺、大肠经。

【使用剂量】 2~3枚。

【功效】 清热解毒、利咽消肿、清肠通便。

【临床应用】 常用于肺热声哑、干咳无痰、咽喉干痛、热结便秘、头痛目赤等。

【用药禁忌】 脾虚便溏者应忌服。

决明子

决明子为豆科一年生草本植物决明或小决明的干燥成熟种子。决明子既能清泄肝胆郁火，又能疏散风热，为治疗目赤涩痛的重要药物。此外，决明子还具有润肠通便的作用，能治疗大便秘结。

【性味归经】 味甘、苦、咸，性微寒。归肝、大肠经。

【使用剂量】 9~15克。

【功效】 清肝明目、润肠通便。

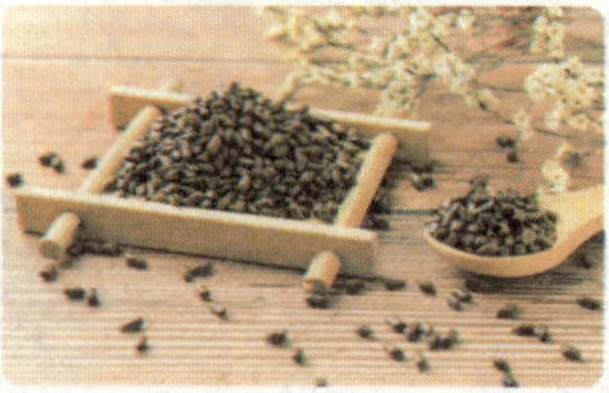

【临床应用】常用于目赤涩痛、怕光多泪、头痛眩晕、视物不清、大便秘结等。

【用药禁忌】脾虚便溏及低血压者应忌服。

黄连

黄连因其根茎呈连珠状且色黄而得名，为毛茛科植物黄连、三角叶黄连或云连的干燥根茎。黄连为泻火解毒的重要药物，对热病高热、心火亢盛具有良好疗效。此外，黄连清热燥湿的作用也很强。

【性味归经】味苦，性寒。归心、肝、脾、胃、大肠经。

【使用剂量】2~5克。

【功效】清热燥湿、泻火解毒。

【临床应用】常用于湿热腹胀、呕吐、泻痢、黄疸、高热神昏、心火亢盛、心烦不寐、心悸不宁、牙痛、湿疹（外用）等。

【用药禁忌】黄连大苦大寒，过服或久服易伤脾胃，脾胃虚寒者应忌用；阴虚津伤者应慎用。

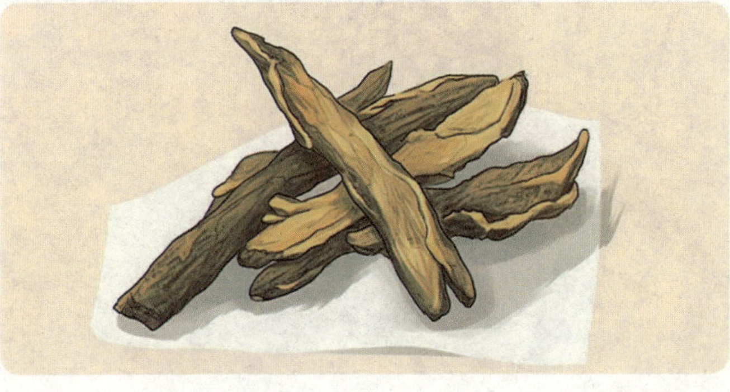

利尿泻下药

赤小豆

赤小豆性质平和，擅长下行，能有效疏通水道，促进水湿下泄，能利水消肿，尤其适用于水肿胀满、脚气浮肿等。其清热、利湿、退黄的功效，还使其可应用于湿热黄疸的轻症治疗。

此外，赤小豆还具有解毒排脓的功效，对于疡肿疮毒，无论是内服还是研末外敷，均有良好疗效。

【性味归经】味甘、酸，性平。归心、小肠经。

【使用剂量】9~30克。外用适量，研末调敷。

【功效】利水消肿、解毒排脓。

【临床应用】用于水肿、脚气浮肿、产后缺乳、黄疸尿赤、痈肿疮毒以及肠痈腹痛等。

【用药禁忌】赤小豆具有利尿功能，尿多之人不宜食用。

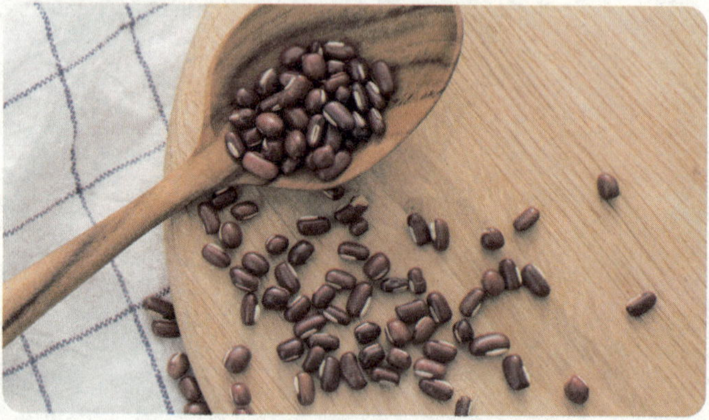

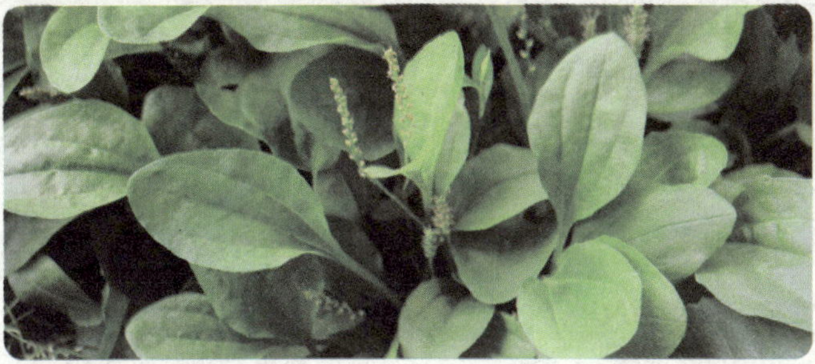

车前子

车前子甘寒而能清热，性专降泻，擅长清热利尿通淋，渗湿泻热，是治疗小便不利、淋证的重要药物。其能分清浊，止暑湿泻痢；入肝经清肝，可治疗目赤肿痛；入肺经祛痰，对痰热咳嗽亦有疗效。

【性味归经】味甘，性寒。归肾、肝、肺、小肠经。

【使用剂量】9~15克。

【功效】利尿通淋、渗湿止泻、明目、祛痰。

【临床应用】适用于小便不利、白带异常、暑湿泻痢、咳嗽痰多、目赤肿痛、头目昏花、迎风流泪等。

【用药禁忌】内伤劳倦、阳气下陷、肾虚精滑及内无湿热者需谨慎服用。

番泻叶

番泻叶性寒味苦，质地黏滑而具有润滑性，能入大肠经泻积热、润肠燥，是治疗热结便秘的有效药物。但需注意

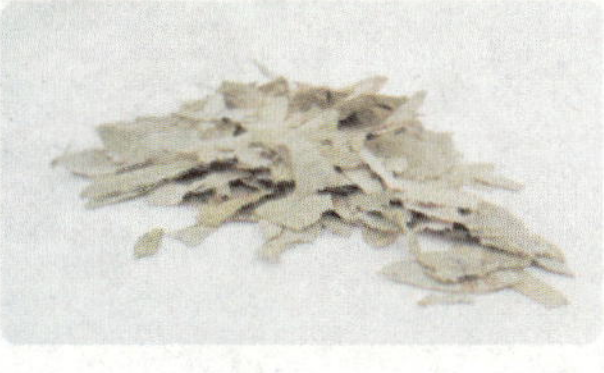

控制用量，过量可能导致恶心、呕吐、腹痛等不良反应。通常与木香、藿香等中药配伍使用，以减少副作用。

【性味归经】味甘、苦，性寒。归大肠经。

【使用剂量】2~6克。

【功效】泻热通便、利水。

【临床应用】用于积滞腹胀、便秘、腹痛以及水肿胀满等。

【用药禁忌】妇女哺乳期、月经期及孕妇禁用；同时，应避免过量服用，以免引起不良反应。

养心安神药

酸枣仁

酸枣仁味甘、酸，性平，善于养心益肝，是治疗虚烦不眠的重要药物。前人认为其“熟用治不眠，生用治好眠”，但经临床实践验证，无论生用还是炒用，均具有良好的宁心安神效果。

【性味归经】味甘、酸，性平。归心、肝、胆经。

【使用剂量】10~15克。

【功效】养心益肝、安神敛汗、生津。

【临床应用】用于虚烦不

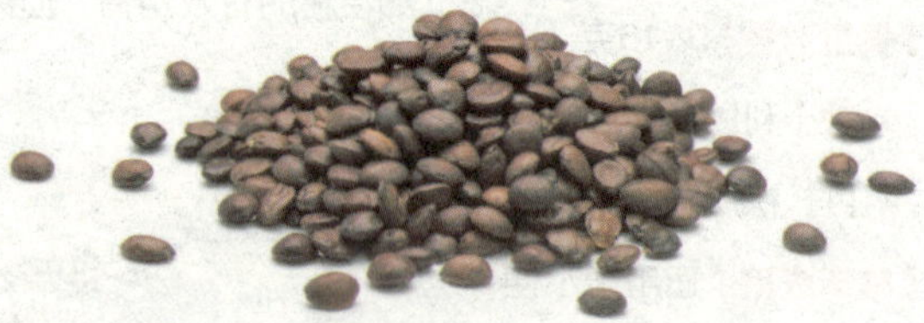

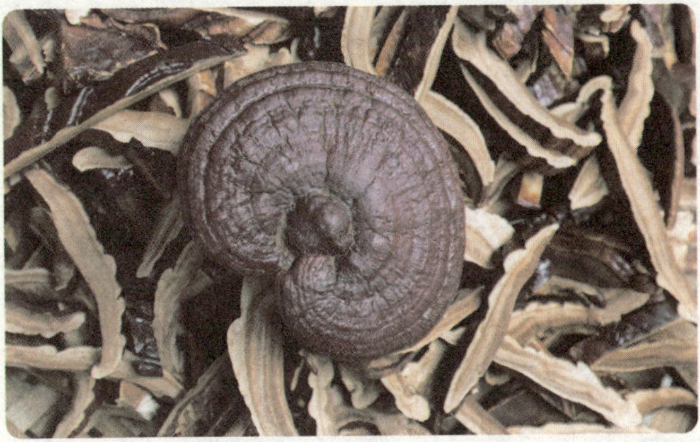

眠、惊悸多梦、体虚多汗以及津伤口渴等。

【用药禁忌】有实邪郁火及滑泄症者需谨慎服用。

灵芝

灵芝作为中国传统珍贵药材，拥有数千年的药用历史。现代药理学研究证实，灵芝具有调节免疫力、抗疲劳等作用。

【性味归经】味甘，性平。归肺、心、脾、肾经。

【使用剂量】6~12克。

【功效】补气安神，止咳平喘。

【临床应用】用于心神不宁、失眠心悸、肺虚咳喘、虚劳气短以及不思饮食等。

【用药禁忌】手术前后一周内及正在大出血的病人不宜服用。

远志

远志为远志科植物远志或卵叶远志的干燥根，最早记载于《神农本草经》，被列为上品。其能祛痰开窍，治疗痰迷神昏；安神益智，兼能祛痰止咳，可治咳嗽、咳痰不爽。同时，对于疮痈初起之症，用远志加黄酒外敷有消痈效果。

【性味归经】味辛、苦，性温。归心、肾、肺经。

【使用剂量】3~10克。

【功效】安神益志、祛痰开窍、消肿。

【临床应用】用于失眠多梦、健忘惊悸、神志恍惚、咳痰不爽、疮疡肿毒，以及乳房肿痛等。

【用药禁忌】消化道溃疡及胃炎患者需谨慎服用。

疏肝理气药

陈皮

陈皮为芸香科植物橘的干燥成熟果皮，具有“同补药则补，同泻药则泻，同升药则升，同降药则降”的特性。其味辛、苦而性温，气芳香，入肺脾经。陈皮辛散行气滞，是治疗肺气壅滞、脾胃气滞的要药；同时，其苦温燥湿的特性，常用于治湿阻中焦。

【性味归经】味辛、苦，性温。归脾、肺经。

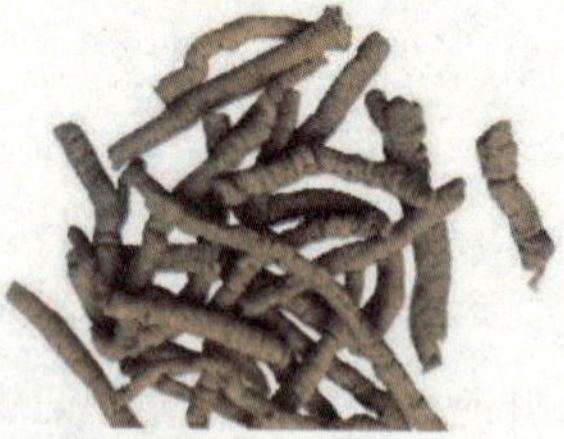

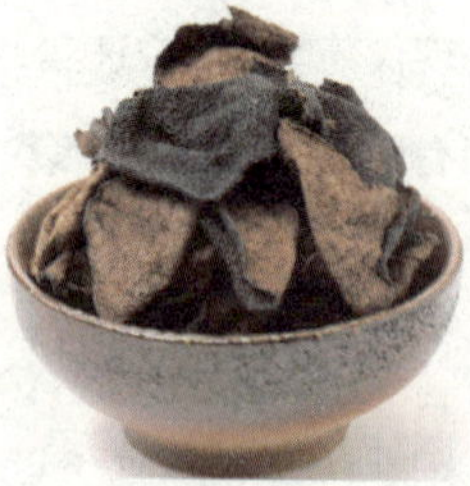

【使用剂量】3~10克。

【功效】理气健脾、燥湿化痰。

【临床应用】用于脘腹胀满、食少吐泻、咳嗽痰多。

【用药禁忌】舌红少津、内有实热者需谨慎服用。

香附

香附既能入气分疏肝理气，为治疗胁痛、肝胃不和的要药；又能入血分调经止痛，是治疗月经不调、经行腹痛的常用药。因此，前人将其誉为“气病之总司，女科之主帅”。

【性味归经】味辛、微苦、微甘，性平。归肝、脾、三焦经。

【使用剂量】6~10克。

【功效】理气宽中、止痛调经、疏肝解郁。

【临床应用】适用于胸胁胀痛、疝气疼痛、乳房胀痛、脘腹胀痛，以及月经不调、经

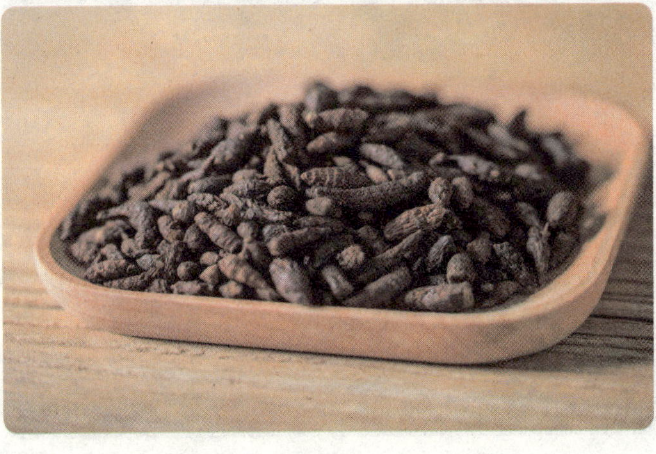

闭、痛经等。

【用药禁忌】凡气虚无滞、阴虚血热者忌服。

玫瑰花

玫瑰花气味清香，善于疏肝理气解郁，主要适用于肝气郁结、胸闷胁痛及肝胃不和、脘腹胀痛、嗳气等症。同时，玫瑰花入血分，具有和血散瘀的作用，能治疗月经不调、跌仆肿痛。

【性味归经】味甘、微苦，性温。归肝、胃经。

【使用剂量】3~6克。

【功效】行气解郁、和血、止痛。

【临床应用】用于肝胃气痛、食少呕恶、月经不调以及跌仆伤痛。

【用药禁忌】由于玫瑰花性温，故阴虚火旺或有实热者不宜服用。

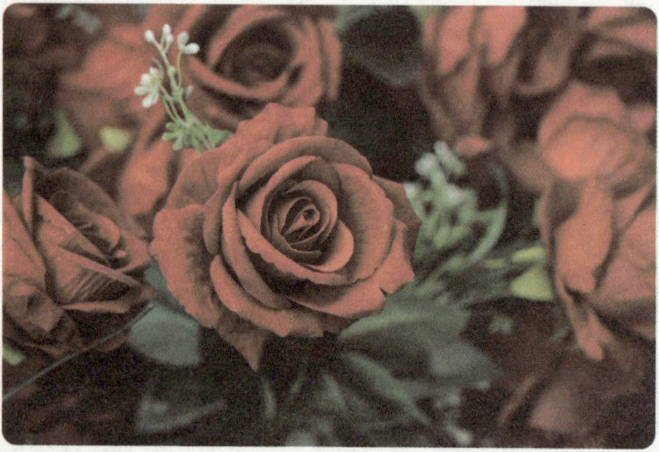

消食驱虫药

神曲

神曲能消食和胃，促进谷类消化，尤其适用于外感风寒所致的消化不良。

【性味归经】味甘、辛，性温。归脾、胃经。

【使用剂量】6~15克。

【功效】消食和胃。

【临床应用】用于饮食停滞、腹胀、呕吐泻痢等。

【用药禁忌】神曲性温，故胃阴虚、胃火盛者不宜服用。

山楂

山楂味酸而甘，消食力佳，是治疗食积停滞的常用药物，尤其善消油腻肉积。同时，山楂还能行气散瘀，用于治疗产后瘀滞腹痛、恶露不尽等症。

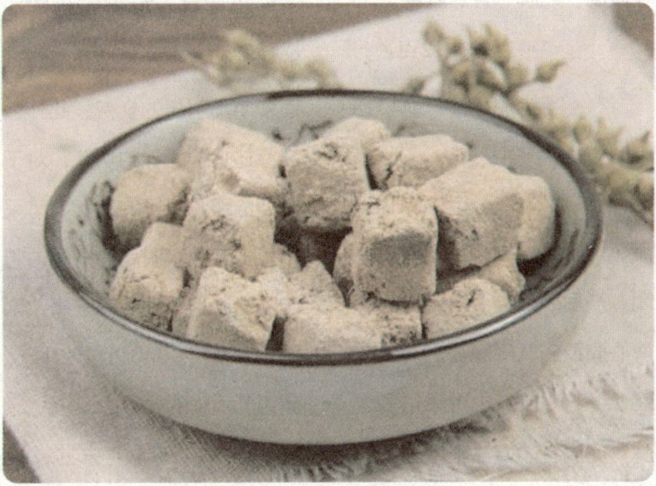

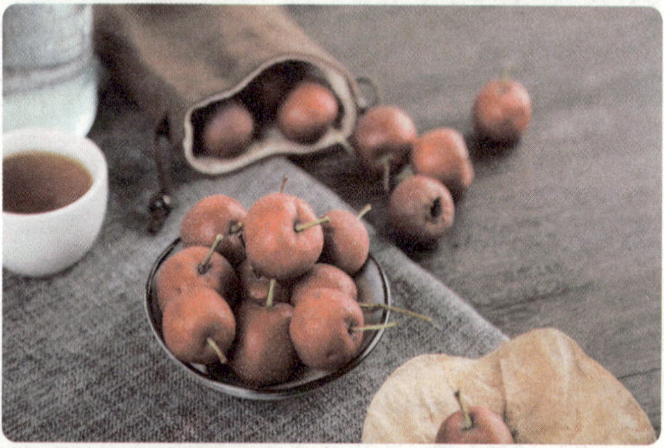

【性味归经】味酸、甘，性微温。归脾、胃、肝经。

【使用剂量】9~12克。

【功效】消食健胃、行气散瘀、化浊降脂。

【临床应用】用于肉食积滞、胃胀、泻痢腹痛、瘀血经闭、产后瘀阻、心腹刺痛、胸痹心痛及疝气疼痛等。

【用药禁忌】胃酸过多、脾胃虚弱者需谨慎服用。

麦芽

麦芽具有促进食物消化的显著功效，尤其擅长消解米面薯芋类引起的食积。此外，麦芽还具备回乳的功能，对于需要给婴儿断奶的妇女，可采用生麦芽煎水服用的方法；若因乳汁淤积导致乳房胀痛，则需用炒麦芽60~120克，以达到退乳消胀的效果。

【性味归经】味甘，性

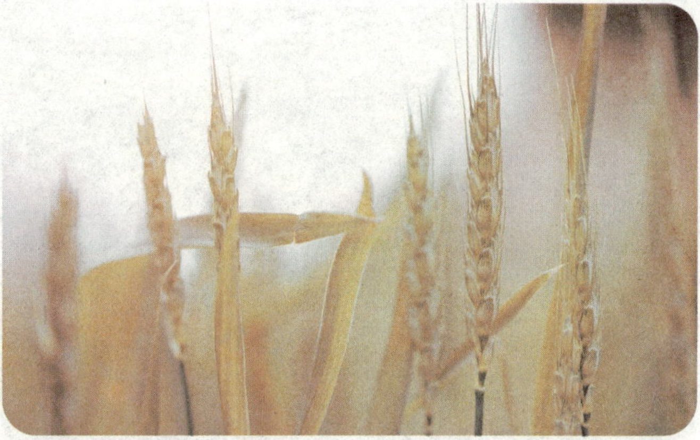

平。归脾经、胃经、肝经。

【使用剂量】10~15克。

【功效】行气消食、健脾开胃、退乳消胀。

【临床应用】常用于食积不消、脘腹胀痛、脾虚食少、乳汁郁积、乳房胀痛及妇女断乳等。

【用药禁忌】哺乳期妇女应避免使用。

槟榔

槟榔驱虫力强，适用于多种肠道寄生虫病，如绦虫、蛔虫、姜片虫等，尤善驱除绦虫和姜片虫，能麻痹虫体，使虫体排出体外。此外，槟榔还能行气导滞，泻下通便。

【性味归经】味苦、辛，性温。归胃、大肠经。

【使用剂量】6~15克。

【功效】杀虫、消积、行气、利水、截疟。

【临床应用】用于绦虫病、蛔虫病、姜片虫病、虫积

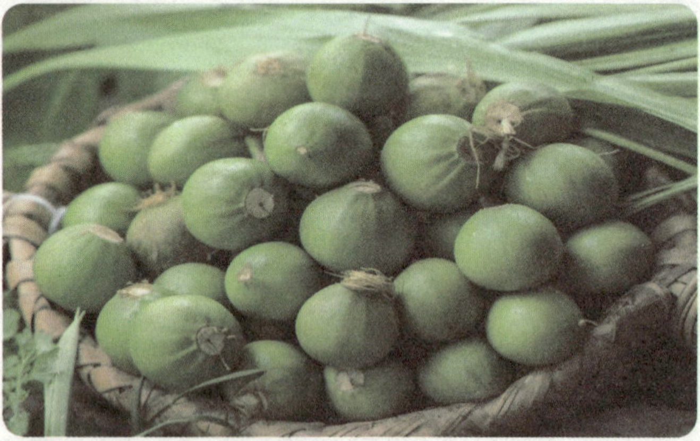

腹痛、积滞泻痢、水肿脚气、疟疾等。

【用药禁忌】脾虚便溏及气虚下陷者不宜服用。

收敛固精药

白果

白果具有敛肺止咳、定喘化痰的功效，尤其适用于咳嗽气急较严重的患者。其固涩作用显著，可用于治疗带下白浊、遗尿尿频。现代研究发现，白果还具有通畅血管、保护肝脏、改善大脑功能、润泽皮肤、抗衰老等作用。

【性味归经】味甘、苦、涩，性平。归肺、肾经。

【使用剂量】5~10克。

【功效】敛肺定喘、止带缩尿。

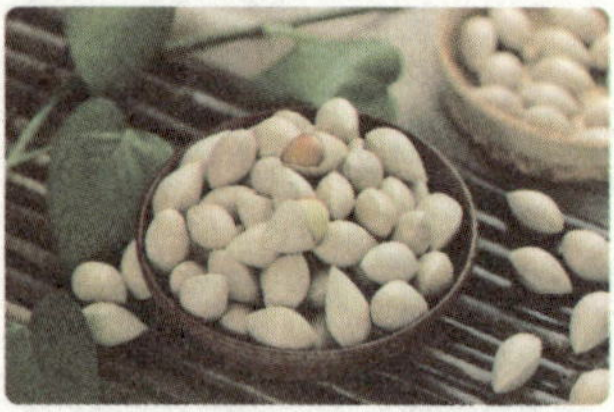

【临床应用】用于哮喘痰嗽、带下白浊、遗尿、尿频、无名肿毒、癣疮等。

【用药禁忌】不可过量服用，咳痰不利者慎用。

莲子

莲子能够养心安神，经常食用有助于补心气、固摄血液。对于女子经期过长、淋漓不尽及不规则子宫出血等，莲子具有收敛之效。同时，莲子还能固精止遗，治疗男子遗精、滑精。

【性味归经】味甘、涩，性平。归脾经、肾经、心经。

【使用剂量】6~15克。

【功效】补脾止泻、益肾固精、止带、养心安神。

【临床应用】用于夜寐多梦、遗精、久痢、虚泻、崩漏、带下等。

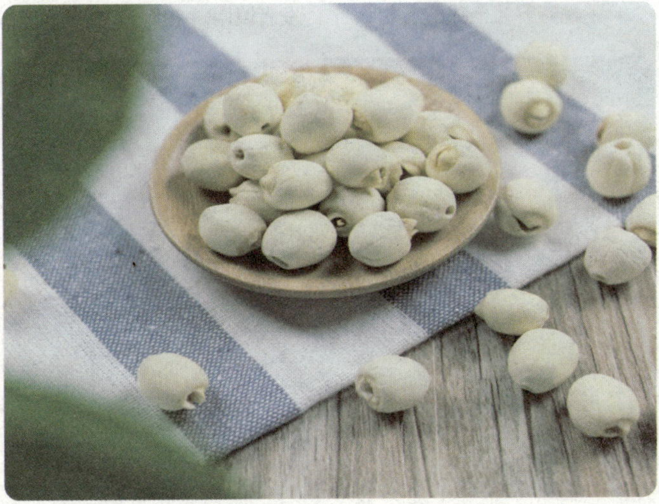

【用药禁忌】大便燥结者慎用。

五味子

五味子味酸收敛，性温而不燥。临床上常用于敛肺、止汗、涩精、止泻，均得益于其收涩的功效。近年来，五味子的应用范围逐渐扩大，也被用于治疗神经衰弱、失眠等症状。

【性味归经】味酸、甘，性温。归肺经、心经、肾经。

【使用剂量】2~6克。

【功效】收敛固涩、益气生津、补肾宁心。

【临床应用】用于久咳虚喘、遗精滑精、遗尿、尿频、久泻不止、自汗、盗汗、津伤口渴、内热消渴、心悸、失眠等。

【用药禁忌】外有表邪、内有实热、咳嗽初起、麻疹初发者慎用。

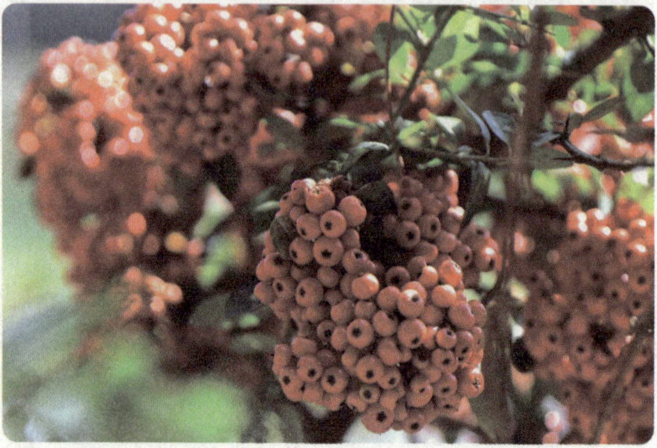

温里祛寒药

肉桂

肉桂为大热之品，能够温中散寒、止痛。对于虚寒性的脘腹疼痛，单用肉桂就有良好效果。肉桂气厚，能下行补肾阳，还可引火归元，常与附子同用，以治疗阴寒里盛、肾阳不足的病证。

【性味归经】味辛、甘，性大热。归肾、脾、心、肝经。

【使用剂量】1~5克。

【功效】补火助阳、引火归元、散寒止痛、温通经脉。

【临床应用】用于阳痿宫冷、腰膝冷痛、肾虚作喘、眩晕目赤、心腹冷痛、虚寒吐泻、寒疝腹痛、痛经、经闭等。

【用药禁忌】阴虚火旺、里有实热、血热出血者及孕妇均忌服；不宜与赤石脂同用。

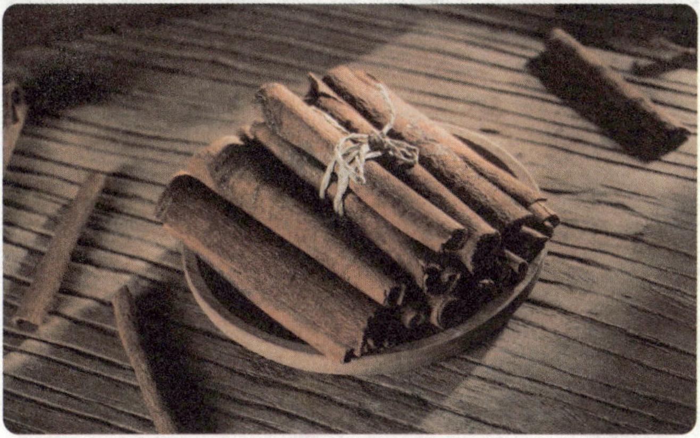

花椒

花椒味辛大热，善于驱散阴冷，能温中止痛、暖脾止泻，还能驱除蛔虫。现代研究表明，花椒具有抗炎及局部麻醉作用，其挥发油可促进消化液分泌。

【性味归经】味辛，性温。归脾、胃、肾经。

【使用剂量】3~6克。

【功效】温中散寒、除湿止痛、杀虫止痒。

【临床应用】用于脘腹冷痛、呕吐泄泻、风寒湿痹、痢疾、疝痛、齿痛、蛔虫病、蛲虫病、阴痒等。

【用药禁忌】阴虚火旺者忌服，孕妇慎用。

干姜

姜分为生姜、煨姜、干姜、炮姜等多种类型。干姜的辛散之性已减弱，更侧重于

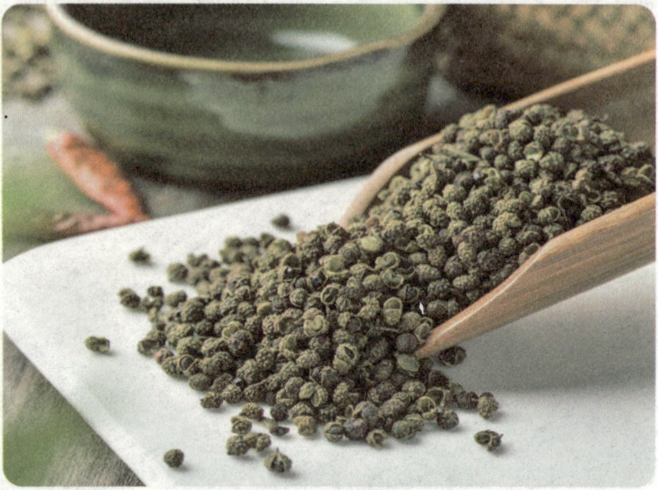

治疗里寒之证，主要以温中回阳、温肺化痰为主。

【性味归经】味辛，性热。归脾、胃、肾、心、肺经。

【使用剂量】3~10克。

【功效】温中散寒、回阳通脉、温肺化痰。

【临床应用】用于脘腹冷痛、吐泻、肢冷、寒喘。

【用药禁忌】阴虚内热、血热妄行者忌服；孕妇慎用。

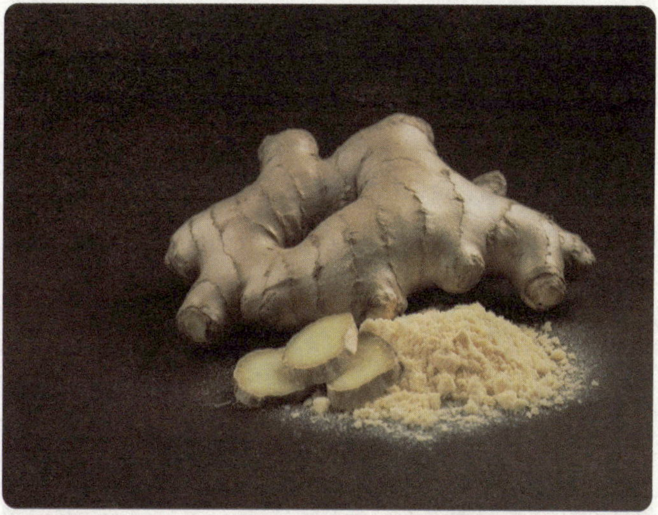

第三章

名医妙方

呼吸系统病症名方

银翘散（丸）

此方以连翘、金银花为主，功在疏散风热。薄荷与牛蒡子则用于清头目之热；荆芥穗、淡豆豉则助于外散风邪，三者均为辅药。芦根、竹叶、桔梗等协助主药发挥效用，充当佐药的角色。生甘草则调和

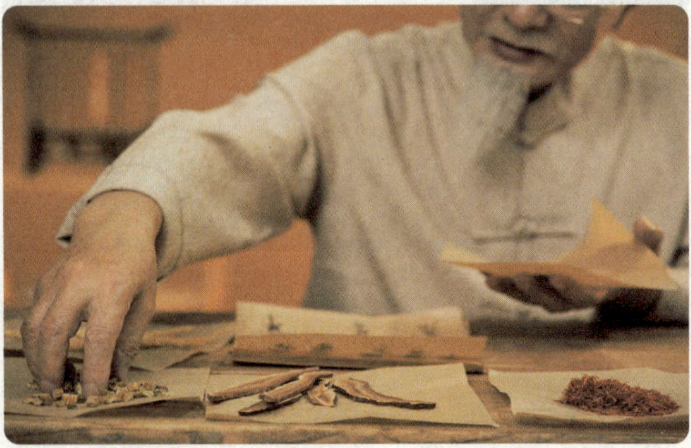

药性，为使药。

【功效主治】辛凉透表，清热解毒。适用于感冒发热、微恶风寒、咳嗽咽痛等。

【现代用法】水煎服，每日一剂，连服七日。

百合固金汤（丸）

百合在此方中起滋阴润肺的作用，与生地黄、熟地黄共为君药，后者兼能滋肾益水及凉血止血。麦冬与百合协同滋阴清热；玄参则增强二地的滋阴益水与清虚火之效，共为辅药。当归与白芍养血和血，川贝母清热润肺，均为佐药。桔梗、生甘草调和药性，为使药。

【功效主治】养阴润肺，止咳化痰。适用于咳嗽气喘、痰中带血、咽喉燥痛等。

【现代用法】水煎服，每日一剂，连服七日。

清燥救肺汤

桑叶在此方中重用，旨在清透肺中燥热，为君药。石膏与麦冬共为臣药，前者清泄肺热，后者养阴润肺。人参、胡麻仁、阿胶均用于养阴润肺；杏仁、枇杷叶则降泄肺气，以上均为佐药。甘草调和药性，为使药。

【功效主治】清燥救肺，

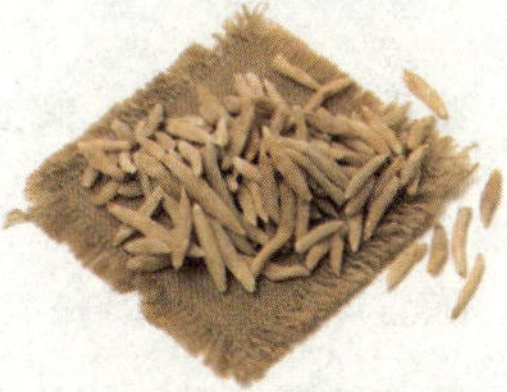

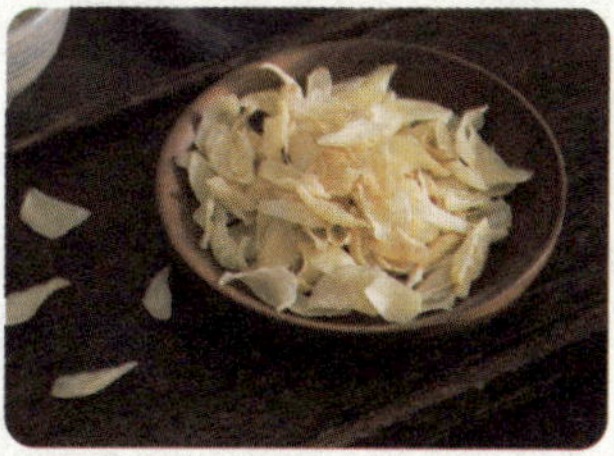

养阴润肺。适用于头痛身热、干咳无痰、气喘、咽喉干燥等。

【现代用法】水煎服，每日一剂，连服七日。

肠胃病症名方

四君子汤（丸）

此方以人参为君，甘温益气，健脾养胃。白术健脾燥湿，为臣药。茯苓甘淡渗湿，协助白术健脾，为佐药。苓术相伍，健脾祛湿之力更强。炙甘草调和药性，为使药。

【功效主治】益气健脾。适用于面色萎黄、声音低微、

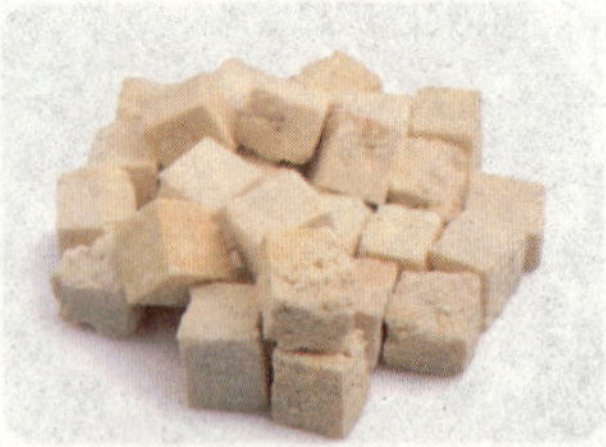

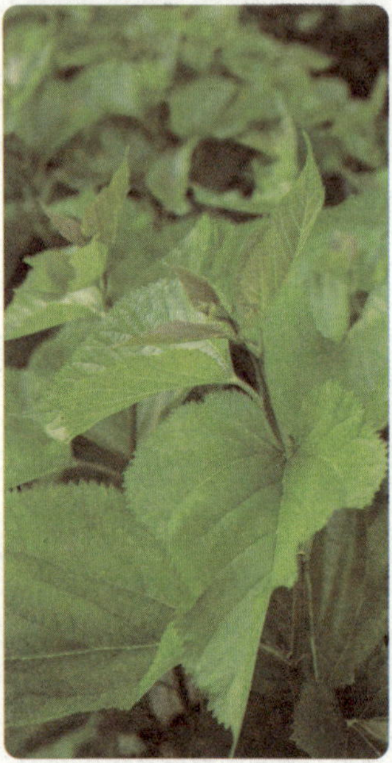

四肢无力等。

【现代用法】水煎服，每日一剂，连服七日。

藿香正气散

藿香作为君药，解风寒、化里湿、和中止呕。半夏、陈皮理气燥湿和胃；白术、茯苓健脾运湿，均为臣

药。大腹皮、厚朴行气化湿；紫苏、白芷助藿香发散风寒，紫苏兼可行气止呕；桔梗宣肺利膈；均为佐药。炙甘草调和药性，为使药。

【功效主治】解表化湿，理气和中。适用于外感内寒、内伤湿滞所致的恶寒发热、头痛、脘腹胀痛等。

【现代用法】研末制成散剂，每次9克，生姜、大枣煎汤送服。

保和丸

山楂重用为君，长于消食化积。神曲、莱菔子共为辅药，前者消食健胃，后者下气消食除胀。半夏、陈皮理气化湿；茯苓健脾利湿；连翘散结清热，助消积滞，均为佐药。

【功效主治】消食和胃。适用于脘腹胀满、嗳气腐臭等。

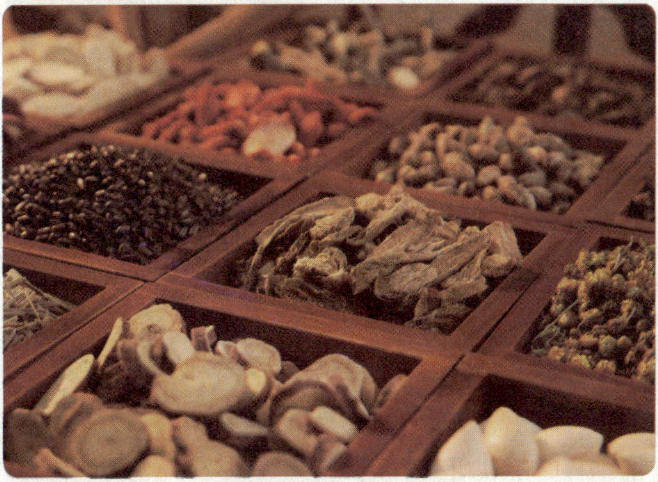

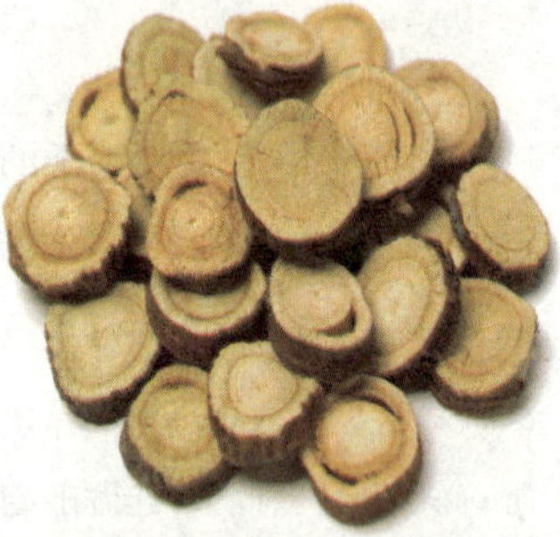

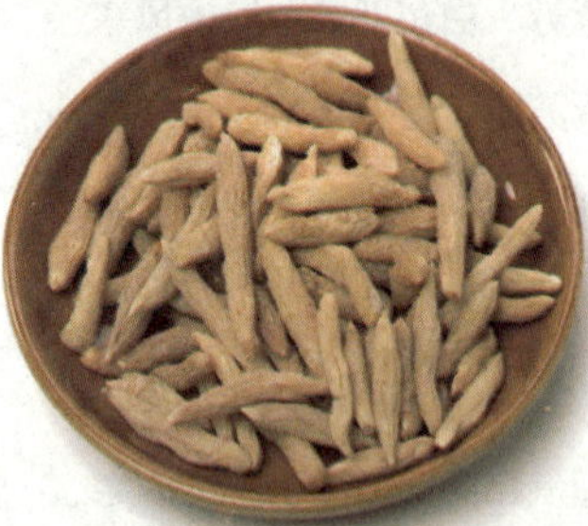

【现代用法】研末水泛为丸，每次6~9克，温开水送服。

理中丸

干姜为君，温脾阳、祛寒邪。人参补气健脾，为臣药。白术健脾燥湿，为佐药。炙甘草助人参、白术益气健脾，缓急止痛，调和药性，兼为使药。

【功效主治】温中祛寒，补气健脾。适用于胃脘隐痛、喜温喜按等。

【现代用法】研末炼蜜为丸，每次1丸，每日2~3次。

肝胆、神经系统病症名方

天王补心丹

生地黄重用滋阴养血，为君药。天冬、麦冬、酸枣仁、柏子仁、当归共为臣药，增强滋阴养血之效。玄参、茯苓、远志、人参、五味子、丹参、朱砂均为佐药。桔梗调和药性，为使药。

【功效主治】滋阴养血，

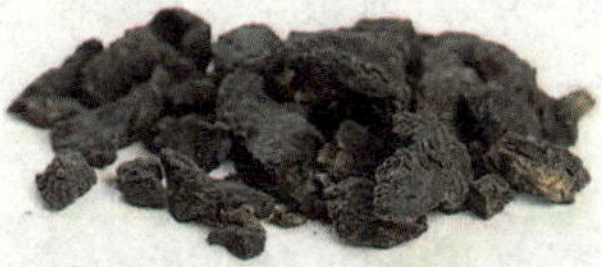

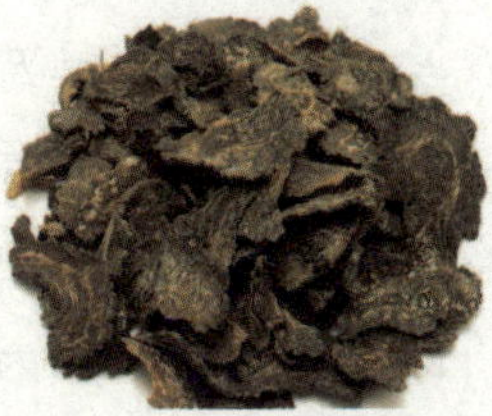

补心安神。适用于心悸失眠、大便干结等。

【现代用法】研末炼蜜为丸，朱砂为衣，每次6～9克，温开水送服。

朱砂安神丸

朱砂重镇安神、清心火，为君药。黄连清心泻火，为臣药。生地黄、当归滋补阴血以养心，共为佐药。炙甘草调和药性，为使药。

【功效主治】镇心安神，清热养血。适用于失眠多梦、惊悸等。

【现代用法】研末炼蜜为丸，每次6～9克，睡前温开水送服。朱砂含汞，不宜久服。

酸枣仁汤

酸枣仁重用养血补肝、宁心安神，为君药。茯苓、知母共为臣药，增强安神除烦之效。川芎调畅气机，为佐药。甘草生用，和中缓急，为使药。

【功效主治】养血安神，清热除烦。适用于心悸失眠、烦躁盗汗等。

【现代用法】水煎温服，每日一剂，连服七日。

逍遥散（丸）

柴胡疏肝解郁，为君

药。白芍养血敛阴、柔肝缓急；当归养血和血，共为臣药。白术、茯苓、炙甘草健脾益气，为佐药。薄荷疏散郁气，煨生姜降逆和中，亦为佐药。柴胡又为肝经引经药，兼为使药。

【功效主治】疏肝解郁，健脾养血。适用于肝郁脾虚所致的郁闷不舒、胸胁胀痛、头晕目眩、食欲减退、月经不调等。

【现代用法】研末，每次6~9克，加煨生姜、薄荷少许，煎汤温服，每日3次。

老年高发病名方

消渴丸

此方中，黄芪担当君药角色，功效在于补气升阳；生地黄则作为另一君药，负责滋肾养阴。天花粉与山药共为臣药，辅助君药发挥作用。五味子、玉米须及葛根三味药材，

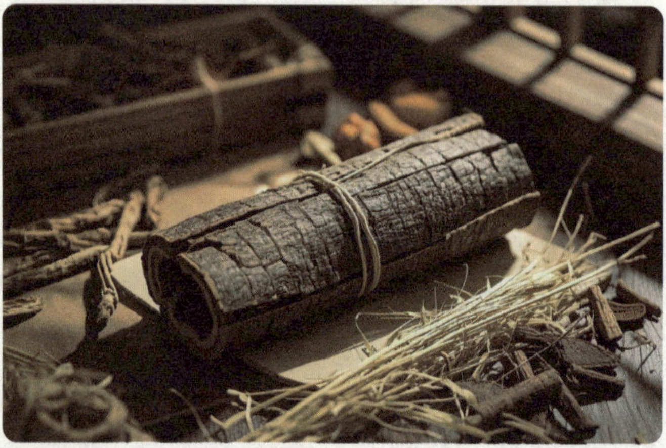

共同担任佐药之职。

【功效主治】滋阴益肾、益气生津，用于多饮、多尿等症状的患者。

【现代用法】将上述药材研磨成末，加入格列本脲（西药成分）后制成丸剂。饭前服用，每次5~10丸，每日2~3次。注意：格列本脲可能引起低血糖，服药期间需监测血糖。

天麻钩藤饮

此方中，天麻与钩藤作为君药，共同发挥平肝息风的功效。石决明与川牛膝则作为臣药，前者平肝潜阳、除热

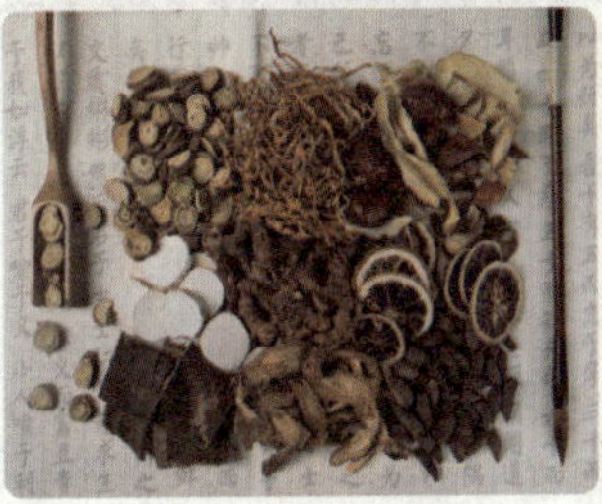

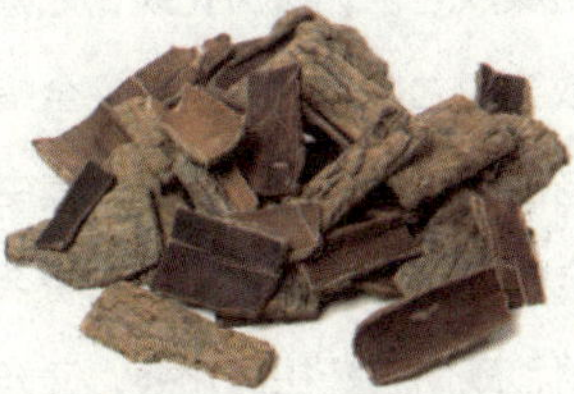

明目，后者引血下行、活血利水。杜仲、桑寄生补益肝肾以固本；山栀、黄芩清肝降火；益母草与川牛膝合用，活血利水，助平降肝阳；夜交藤与朱茯神则宁心安神。此七味药材均为佐使药。

【功效主治】平肝息风、清热活血，适用于肝阳上亢所致的头痛、眩晕、耳鸣、眼花、震颤、失眠；高血压见上述证候者。

【现代用法】水煎服，每日一剂，连服七天。

牵正散（膏）

此方中，白附子以其辛

温燥烈之性，祛风化痰，尤善散头面之风，故为君药。全蝎与白僵蚕均能祛风止痉，其中全蝎通络，僵蚕化痰，二者合用，既助君药祛风化痰，又能通络止痉，共为臣药。

【功效主治】祛风化痰、通络止痉，适用于突然出现口眼歪斜或面肌抽动等。

【现代用法】将药材研磨成末，每次服用3克，每日2~3次，以温酒送服。注意：白附子有毒，需严格控制剂量，孕妇慎用。

半夏白术天麻汤

此方中，半夏燥湿化痰、降逆止呕，天麻平肝息风、止头眩，二者共为君药。白术与茯苓作为臣药，健脾祛湿，以断生痰之源。橘红为佐药，负责理气化痰。甘草为使

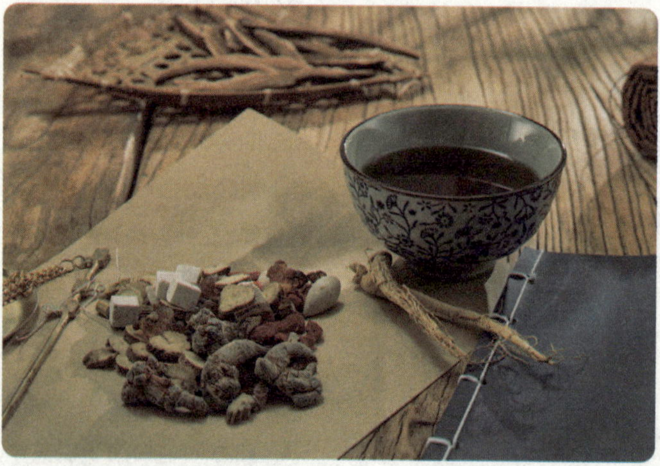

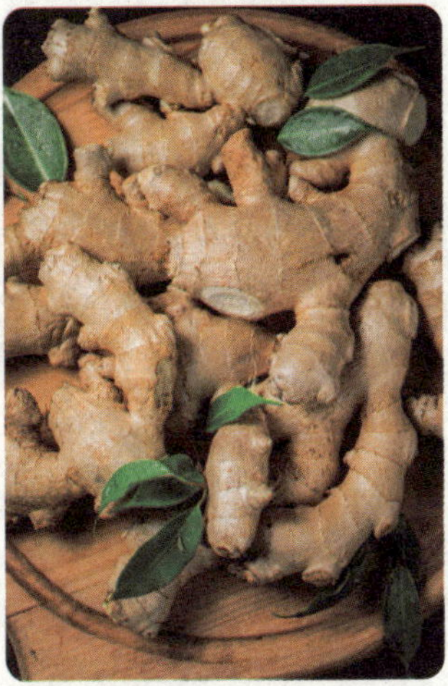

药，调和诸药。煎药时加入生姜、大枣以调和脾胃，生姜还能兼治半夏之毒。

【功效主治】化痰息风、健脾祛湿，适用于眩晕、头痛、胸膈痞闷、恶心呕吐等。

【现代用法】加入生姜一片、大枣两枚，水煎服，每日一剂，连服七天。

妇科病症名方

四物汤

此方中，熟地黄善滋养阴血、补肾填精，归肝、肾经，为补血要药，故为君药。当归味甘、辛，性温，归肝、心、脾经，补血兼具活血，且为养血调经要药，故为臣药。白芍养血益阴，川芎活血行气，二者共为佐药。

【功效主治】补血调血，适用于头晕目眩、面色无华、月经不调、经量少或闭经等。

【现代用法】水煎服，每日一剂，连服七天。

八珍汤

此方中，人参与熟地黄相配，益气养血，共为君药。炒白术、茯苓健脾渗湿，协人

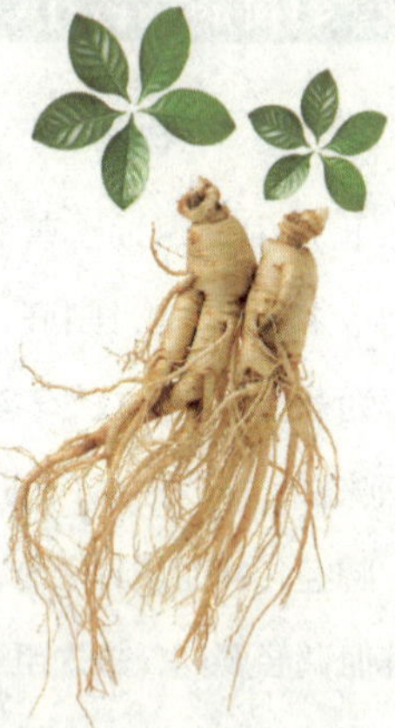

参益气补脾；当归、白芍养血和营，助熟地黄补益阴血；四者均为臣药。川芎活血行气，为佐药。炙甘草益气和中，调和诸药，为使药。

【功效主治】补益气血，适用于面色苍白或萎黄、头晕眼花、四肢倦怠、月经不调等。

【现代用法】加入生姜三片、大枣五枚，水煎服，每日一剂，连服七天。

十全大补丸

此方中，人参、炒白术、茯苓、炙甘草组成四君子汤，益气补中、健脾养胃；当

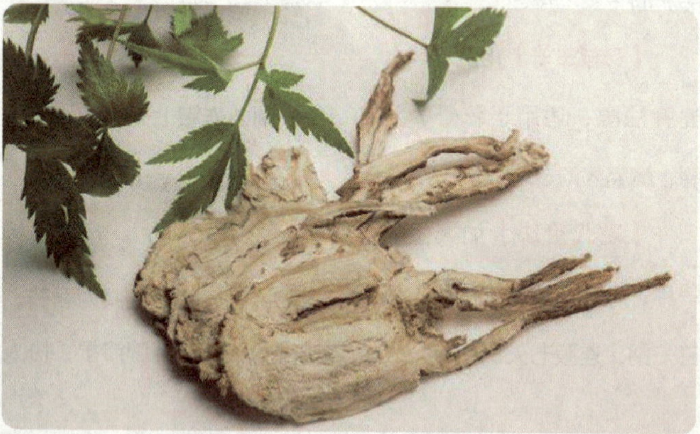

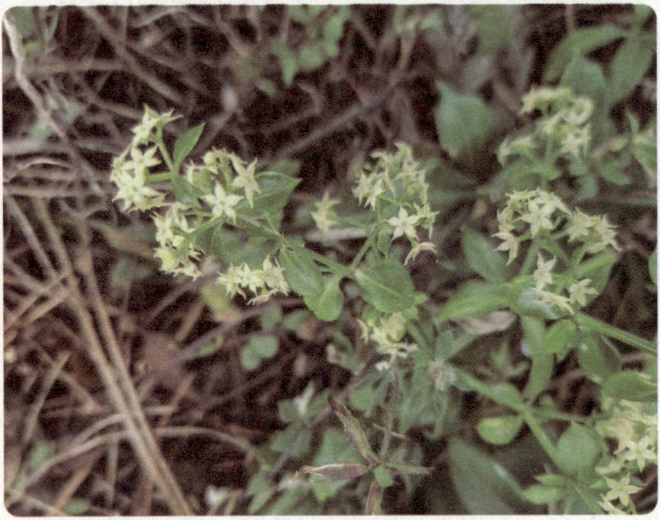

归、熟地黄、酒白芍、川芎组成四物汤，养血滋阴、补肝益肾。炙黄芪大补肺气，与四君子汤同用，补气之功更优。肉桂补元阳、暖脾胃。

【功效主治】温补气血，适用于面色苍白、气短心悸、头晕自汗、四肢不温、月经量多等。

【现代用法】将药材粉碎后制成水蜜丸，每次口服6克，每日2~3次。

固冲汤

此方中，山萸肉补益肝肾、收敛固涩，为君药。煅龙骨与煅牡蛎收敛元气，均为臣药。白术补气健脾；生黄芪既补气又善升举，二者共为臣药。白芍补益肝肾、养血敛阴；棕榈炭、五倍子收敛止

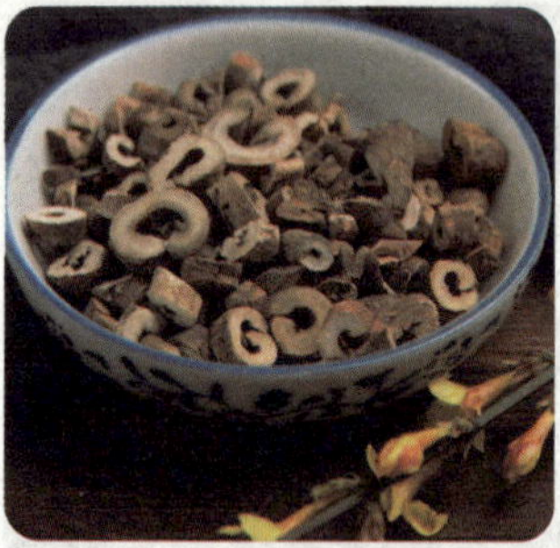

血；海螵蛸、茜草既能止血又能化瘀，五者共为佐药。

【功效主治】固冲摄血、益气健脾，适用于突然血崩或月经过多、色淡质稀、头晕肢冷等。

【现代用法】水煎服，每日一剂，连服七天。

补肾名方

六味地黄丸

此方重用熟地黄滋阴补肾，为君药。山茱萸补养肝肾涩精，山药补益脾阴固肾，二者共为臣药。泽泻利湿泄肾浊，减轻熟地黄之滋腻；茯苓利脾湿；牡丹皮清泄虚热；三者均为佐药。

【功效主治】滋补肝肾，适用于腰膝酸软、头晕目眩、耳鸣耳聋、口燥咽干等。

【现代用法】将药材研磨成末后，炼蜜为丸，如梧桐子大小，每次服用6g（约30丸），每日2次，空腹以温开水送服。

肾气丸

此方中，附子温补肾阳，桂枝温通阳气，共为君药。干地黄滋阴补肾，山茱萸、山药补肝脾而益精血，三者共为臣药。泽泻、茯苓利水渗湿，配桂枝又善温化痰饮；牡丹皮苦辛而寒，合桂枝可调血之瘀滞；三者寓泻于补，使邪去而补药得力。

【功效主治】补肾助阳，

适用于腰痛脚软、腰部以下常有冷感、小便多（入夜尤甚）、水肿等。

【现代用法】将药材研磨成末后，炼蜜为丸，每次口服6克，每日1次。

左归丸

此方重用熟地黄滋肾益精，为君药。山茱萸养肝滋肾；山药补脾益阴；枸杞补肾益精；龟板胶偏于补阴，鹿角胶偏于补阳，二者在补阴之中配伍补阳药；均为臣药。菟丝子、川牛膝益肝肾、强膝健骨，均为佐药。

【功效主治】滋阴补肾、填精益髓，适用于头晕目眩、腰酸腿软、自汗盗汗、口干舌燥等。

【现代用法】将二胶烊化后，余药研磨成末制丸剂，每次口服9克，每日2次。

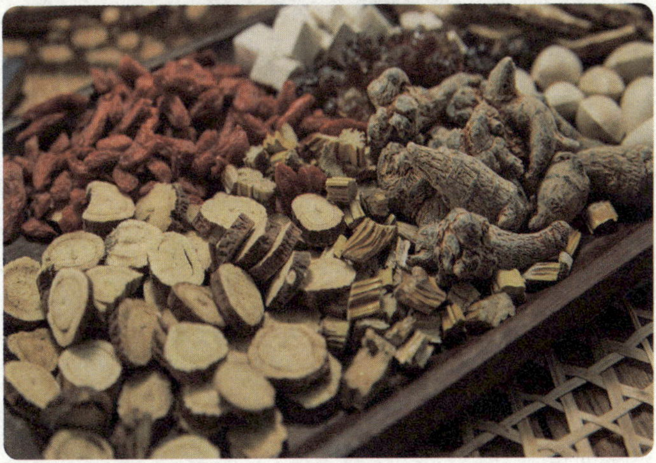

右归丸

此方中，附子、肉桂、鹿角胶共为君药，温补肾阳、填精补髓。熟地黄、枸杞、山茱萸、山药等滋阴益肾，共为臣药。菟丝子补阳益阴；杜仲补益肝肾；当归养血和血，助鹿角胶以补养精血；三者均为佐药。

【功效主治】温补肾阳、填精益髓，适用于神疲气衰、畏寒肢冷、阳痿、遗精、不育症、腰膝酸软等。

【现代用法】将熟地黄蒸烂杵膏后，余药研磨成末并炼蜜为丸，每次口服9克，每日3次。附子有毒，需久煎或炮制减毒，阴虚火旺者禁用。

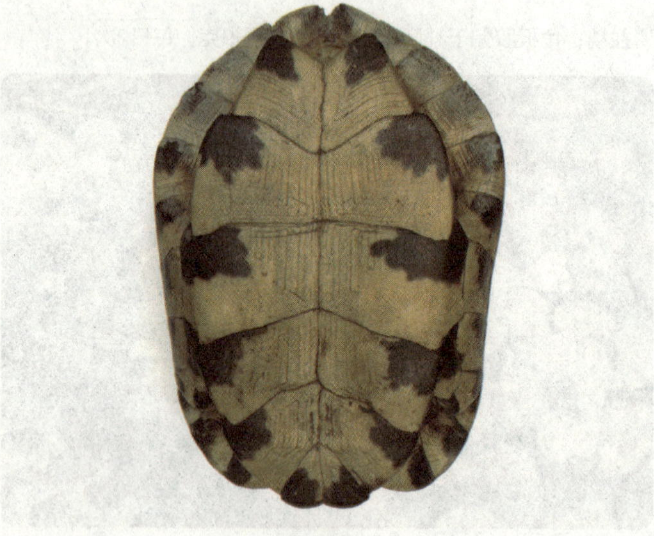